甘肃省社科规划项目《实现跨越式发展下的甘肃省城乡居民医疗保险整合与发展研究》（13YD090）

甘肃政法学院校级重点科研项目《城乡医疗保障制度一体化研究》（GZF2012XZDZZ04）

甘肃政法学院重点学科建设经费资助项目

# 城乡医疗保障制度统筹发展研究

张举国◎著

中国社会科学出版社

## 图书在版编目（CIP）数据

城乡医疗保障制度统筹发展研究／张举国著 . —北京：中国社会科学出版社，2016. 11

ISBN 978-7-5161-9263-4

Ⅰ . ①城⋯　Ⅱ . ①张⋯　Ⅲ . ①医疗保障—研究—中国　Ⅳ . ①R197.1

中国版本图书馆 CIP 数据核字（2016）第 266503 号

| | | |
|---|---|---|
| 出 版 人 | 赵剑英 | |
| 责任编辑 | 孙　萍 | |
| 责任校对 | 胡新芳 | |
| 责任印制 | 王　超 | |

| | | |
|---|---|---|
| 出　　版 | 中国社会科学出版社 | |
| 社　　址 | 北京鼓楼西大街甲 158 号 | |
| 邮　　编 | 100720 | |
| 网　　址 | http://www.csspw.cn | |
| 发 行 部 | 010-84083685 | |
| 门 市 部 | 010-84029450 | |
| 经　　销 | 新华书店及其他书店 | |

| | | |
|---|---|---|
| 印　　刷 | 北京明恒达印务有限公司 | |
| 装　　订 | 廊坊市广阳区广增装订厂 | |
| 版　　次 | 2016 年 11 月第 1 版 | |
| 印　　次 | 2016 年 11 月第 1 次印刷 | |

| | | |
|---|---|---|
| 开　　本 | 710×1000　1/16 | |
| 印　　张 | 15.25 | |
| 插　　页 | 2 | |
| 字　　数 | 220 千字 | |
| 定　　价 | 58.00 元 | |

# 前　言

20 世纪 80 年代以来，我国已经逐步改革并建立起以城镇职工基本医疗保险、城镇居民基本医疗保险和新型农村合作医疗为主，城乡医疗救助、补充医疗保险和商业保险等为补充的医疗保障体系。截至 2015 年年底，三项基本医保制度覆盖人数超过了 13 亿人，表明我国已经进入了全民医保时代。

但随着城镇化和人员的流动，新农合和城镇居民医疗保险这两项制度的分割带来了一些问题，造成了制度和待遇上的不均衡。2015 年，国务院提出按照全覆盖、保基本、多层次、可持续的方针，整合城镇居民医保和新农合两项制度，建立统一的城乡居民医保制度。我国目前医疗卫生资源城乡之间、不同城区之间分布不平衡，优质医疗资源大多分布在大城市、发展快的东部城市及沿海地区。在经济相对落后的西部城市及农村地区，医疗资源相对匮乏，且新农合筹资水平低、保障水平低。此外，目前我国基本医疗保险采用属地化管理，各地区间存在政策差异，如个人保障范围、福利条款、缴纳比例等。不同地区人群医疗保险政府补助标准和个人缴费标准不统一，差距大，彼此间不能相互衔接，使异地就医、结算等成为难题。因此，建议加强医疗保险管理顶层设计，探索各保障制度间衔接的有效途径，缩小保障水平的差距，实现各保障制度间兼容与转换，实现医疗保障的集约化管理。

人社部要求，各地应在 2016 年 6 月全面启动城乡居民医保整合工作，争取在年内能够基本完成两项制度的整合。从整合的情况来看，广大城乡居民体会到公平感，待遇水平也得到了提高。制度整合实现后，医保基金管理也应得到进一步改善。我国基本医疗保经过十几年的发展，实现了历史性跨越，其主要标志就是实现了制度从无到有、覆盖范围从小到大、待遇水平从低到高，"3+1"（城镇职工医保、城镇居民医保、新农合加城乡医疗救助）的制度框架初步形成。无论从覆盖范围还是受益人数来看，中国基本医保都堪称中国乃至世界发展最快、范围最广、人数最多的一项社会保障制度。

过去，我国医保基本上呈外延扩张式发展，其主要特征是"扩面、提档、投入"。现在已经到了转向内涵式发展的阶段，其主要特征是更加注重体制机制创新和管理服务提升，实现由人人享有基本医疗保障向人人公平享有基本医疗保障转变。应认识到，完善基本医疗保险制度，实现公正和谐医保，比建"框架"情况更复杂、任务更艰巨，既需要科学周密的顶层设计，更需要"三医联动"，实行一系列配套改革和体制机制创新。当务之急是加快基本医疗保险的城乡统筹步伐，既增强制度的公平性，又提高管理和基金使用效率。

随着改革的深化和事业的发展，基本医疗保险城乡制度分设、管理分割、资源分散的"三分"格局弊端日益显露，不但增加了医疗保险的管理成本，降低了管理效率，而且不利于改变城乡二元结构，对体现制度公平、促进社会和谐造成了负面影响。其突出表现为"三个重复"和"三个不利于"。"三个重复"：一是居民重复参保。当前，各地普遍存在城乡居民重复参保的现象。特别是农民工、乡镇企业职工、在城镇就读的农村学生、被征地农民等人群的重复参保问题非常突出。据调查，重复参保率一般在10%—15%，有些地方甚至超过30%。二是财政重复补贴。全国重复参保的人数如果按10%—15%估算，一年的财政无效补贴就是240亿至360亿元。三是重复建设经办机构和信息系统。现有的城镇基本医疗保险信息系统略加扩容和调整，即可容纳新农合对网络信息系统建设的需求，如果在全国范围内再建设一套新农合信息系统，就是巨大的浪费。

"三个不利于"：一是不利于体现制度的公平性。城乡基本医疗保险制度分设，强化了城乡户籍分割，不利于改变城乡二元结构，同一地区的城乡居民统筹层次、就医选择、保障范围、待遇水平等因户籍不同而存在明显差异，不能很好地体现社会保险制度的公平性。二是不利于人力资源的流动。城乡基本医疗保险制度不贯通、信息不共享、管理不统一，造成从业人员医疗保险关系难以接续，待遇无法衔接。三是不利于医疗保险制度的可持续发展。城乡基本医疗保险制度分别由不同部门管理和经办，难以统筹谋划制度的长远发展，难以统一掌控制度运行，难以科学评估保障的真实绩效，无疑会增加体制成本，造成社会资源的浪费。

加快推进基本医疗保险城乡统筹，时机与条件均已成熟。概括地讲，就是具备了"四个基础"。一是具备法律基础。社会保险法已将新农合纳入基本医疗保险范畴，并明确规定国务院社会保险行政部门负责全国的社会保险管理工作。统筹管理城乡基本医疗保险是贯彻落实社会保险法的必然要求。二是具备制度基础。"新农合"已经由初始阶段的农民合作医疗制度转变为与城镇居民基本医疗保险制度相同的社会保险制度，即在制度框架、筹资方式、保障水平、运行机制、管理服务等方面都具有高度的同质性，为推进基本医疗保险城乡统筹奠定了制度基础。三是具备思想基础。推进基本医疗保险城乡统筹，中央有要求，地方有需求，广大群众呼声尤为强烈，希望通过一体化管理获得更便捷、更优质的服务。四是具备工作基础。目前，已有17个省区市（含建设兵团）在省级层面作出规划和部署，将城乡居民医疗保险划归社保部门统一管理，取得了显著成效。基本医疗保险的城乡统筹增强了制度的公平性，提高了城乡居民的医疗保障水平，促进了医疗卫生事业的健康发展。

当前我国存在的城镇职工医疗保险、城镇居民医疗保险、新型农村合作医疗三项基本医保制度中，新农合以相对较低的筹资水平实现了较高参合率、较高报销比和更广受益面，显现出卫生部门统筹管理医疗保障和医疗服务的优良绩效。对国际上171个国家和地区的医疗保障管理体制情况的分析显示，84%的国家/地区由卫生部门单独管理（占72%）或与其他部门共同管理（占12%）医疗保障，医疗服务和医疗保障统一到一个部门管理是国际社会的主流做法和发展趋势。医疗保障是否有效的评判标准并不在于基金是否平衡，而在于是否有利于参保者公平、可及地利用医疗服务。片面强调医疗保险基金平衡问题，单纯以经济手段对医疗机构进行总额控制，造成医院接收医保病人越多，反而可能要承担更多的医保结算损失，医院因此而推诿医保病人。医保机构与医院间的相互博弈直接导致了参保人员就医困难，与深化医改、保障人民群众健康权益的目标相背离。医疗保障和医疗服务应统一到一个部门管理，这样做符合国际发展趋势，符合医保发展规律，更与当前"权责一致"的机构改革精神相契合。

目前，我国多地开展了基本医疗保险城乡统筹，将城乡居民医疗保险划归社保部门统一管理，取得了显著成效：不但避免了"三个重复"，而且降低了管理成本，提高了效率。调查显示，实行基本医疗保险城乡统筹，一个中等城市一年可节省管理费 50 万至 100 万元。更重要的是，基本医疗保险城乡统筹增强了制度的公平性，提高了城乡居民的医疗保障水平，适应了人员流动实际，有利于发挥医疗保险对医疗服务的监督制约作用，促进医疗卫生事业健康发展。

基本医疗保险城乡统筹代表着我国基本医疗保险制度建设的方向，是深化改革的必然要求。

# 目　录

# 第一章

# 导　论

## 一　选题背景

党的十八大报告指出："要健全社会保障经办管理体制，整合城乡居民基本养老保险和基本医疗保险制度，建立更加便民快捷的服务体系，统筹推进城乡社会保障体系建设，全面建成覆盖城乡居民的社会保障体系。"2012年3月，国务院发布的《"十二五"期间深化医疗卫生体制改革规划暨实施方案》中明确提出："加快建立城乡统筹的基本医保管理体制，探索整合职工医保、城镇居民医保和新农合制度管理职能和经办资源。有条件的地区探索建立城乡统筹的居民基本医疗保险制度。按照管办分开原则，完善基本医保管理和经办运行机制，明确界定职责，进一步落实医保经办机构等法人自主权，提高经办能力和效率。"2016年，《中华人民共和国国民经济和社会发展第十三个五年规划纲要》（简称"十三五"规划）中提出整合城乡居民医保政策和经办管理。

当前中国发展差距中最大的问题仍是城乡差距，在结构性上最大的问题仍是城乡二元结构，城乡一体化的迫切需要则是为了破解城乡二元结构这一问题，而城乡一体化重要的一部分就是城乡医疗保险制度整合。城镇中的城镇职工基本医疗保险和城镇居民基本医疗保险，以及农村中的新型农村合作医疗制度，构成了我国基本的医疗保险制度，而且当前已实现基本全覆盖。但是，目前这三项基本医疗保险制度的管理部门却不相同，人力资源和社会保障部管理了城镇职工基本医疗保险以及城镇居民基本医疗保险，而现在的国家卫生和计划生育委员会，即卫生部则管理新型农村合作医疗保险制度。

统筹层次低的医保、现象严重的重复参保、困难的转移接续、重复建设经办机构和信息平台、效率低下的基金管理等问题都是由制度分割、管理分散所导致的。从宏观层面而言，这种制度分割，不仅无法体现医保制度的公平性，而且也不利于流动的人力资源以及可持续发展的医保制度，从而使城乡二元结构更加固化。在微观层面而言，建设的重复和资源的浪费都是由制度分割所造成的。当前，对城乡医疗保险制度整合的共识已基本达成，基本医保管理体制城乡统筹的加快建立，不仅在"十二五"医改规划、《关于国务院机构改革和职能转变方案的说明》中指出当前这三种医保要由一个部门负责管理，还在"十二五"社保规划以及十八大报告中均有所指出。

但是，在相关文件中均未具体提出是由卫生部门还是人保部门负责统筹医保。城镇中的城镇职工医保和城镇居民医保，与农村的新农合医保制度，由于它们的管理体制不同，因而是当前城乡医保统筹的难点。具体由哪一部门负责并不是部门之间的利益之争，而是医改未来发展的方向。新农合当前是由卫生部门主管，医疗服务和医疗费用的供给、筹资、支付也都是由它所管理，这是一种监管不分的管理体制。城居保则是由人保部门负责主管，医疗服务的供给由卫生部门负责，筹资以及医疗费用的支付则由医保部门负责，这是一种引入保险、买卖市场分开的管理机制。二者对比而言，社会保险性质的医保是人保部门所倾向的，福利性质的医疗服务直接提供则是卫生部所强调的。因此，整合城乡医保制度的关键问题就是选择何种模式整合。

城乡医保整合的走向则受利益集团博弈的影响。卫生部门和人保部门对其他国家的经验进行分析，均向中央提供自己管理更有效的资料和数据。但是，国外尤其是发达国家由卫生部门对医疗保险和服务统一管理，也是只有在管办分开的公立医疗机构的情况下实行的，这样说来，我国的人保部门其实等同于国外的卫生部门。这样的争议虽然使制度整合的步伐延缓了，但越辩越明的观点也可避免整合走错方向，为整合选择正确的路径争取了宝贵的时间。

整合后的城乡医保制度，若由人社部来管理，医疗服务由第三方来购买，遵循市场规律地使用医保基金，医保就会走向市场经济；若由卫生部来管理，医保基金的使用会变成内部的经费，"补偿"了医疗机构，从而走向计划经济。因此，决策层在医保改革中，除了遵循客观规律外，也不能使医疗保险的基本性质即社会保险有所偏离，在思考城乡医保制度整合的方向上要理性思考、广纳意见、高屋建瓴，要实现可持续发展的医疗保险，要站在民众的赞誉之上、要站在利益集团之上，避免决策失误造成新路径依赖的形成、保险制变为福利制。

## 二　研究意义

以城镇职工基本医疗保险、城镇居民基本医疗保险和新型农村合作医疗保险为主的城乡基本医疗保险制度是我国社会保障制度的重要组成部分。三者在覆盖范围、保障标准、筹资方式和管理模式等制度设计方面存在着明显的差异，再加上我国城乡间医疗资源分布格局的不合理以及人们一些思想观念等现实因素的影响，使得我国城乡基本医疗保险制度的衔接变得困难重重。由于长期以来二元化社会经济结构的影响，我国的基本医疗保险制度是一种多种医疗保险制度并存、独自运行的体系。三项制度是以城乡居民的身份和职业来进行区别的，城乡居民由于身份的限制，参加基本医疗保险项目不同，所以在医疗保障待遇上差别非常大。三项制度管理分属不同的部门，容易造成资源浪费的情况发生。不同群体由于自身经济水平存在差异，导致享受的待遇不同，很多贫困弱势群体更是难以享受到平等的医疗保险。这些因素都使得我国城乡间的基本医疗保险制度难以有效地进行衔接，城乡之间医疗保障的公平性受到严峻的挑战。二元对立的城乡基本医疗保险制度严重地影响了社会成员平等地享受医疗资源的权利，这不仅不利于社会的公平和可持续发展，还有可能加剧社会的贫富分化，影响我国的长治久安。三项制度的并存带来了制度衔接上的问题，如何科学有效地将三种制度衔接起来，将会对我国实现建立基本覆盖城乡全体居民的医疗保险体系的目标产生重大的影响。

随着我国经济结构和人口结构的快速转变，以及城市化进程的加快，城乡基本医疗保险制度的衔接显得更为迫切。我国城乡居民生活水平的不断提高、价值理念的转变等使得他们更加注重对健康的追求和对医疗资源的需求。为了满足城乡居民不同层次的医疗需求，解决好城乡医疗保险制度之间的衔接问题也具有非常重大的意义。对于三种主要制度的衔接问题的研究，不仅有利于三项制度主体的社会保障权益的实现，更有利于缓和社会矛盾，实现真正意义上的"人人享有基本医疗保障"的目标。因此，整合城乡医保制度尤其是管理体制已势在必行，本书的研究属于问题导向型，具有很强的现实意义。

# 三　国内研究综述

城乡二元经济结构是当前作为发展中国家的中国的主要特征，因此二元特征也是社会医疗保险的典型特征。近年来，关于医保整合制度的研究日益增多，学者们的主要研究重点和观点如下。

## （一）统筹城乡基本医疗保障制度的必要性

对于统筹城乡基本医疗保障制度的必要性，目前学界基本上已形成共识，主要从二元医疗保障制度的缺陷、社会公平和效率、经济社会可持续发展等方面对必要性进行了论述。

仇雨临、翟绍果分析了城乡居民医疗保障体系的二元三维态势，指出伴随城乡收入差距的扩大，城乡医疗卫生服务在公平性、可及性和费用负担方面存在差异，城乡居民医疗保障表现出二元失衡现象。同时分析了我国城乡医疗保障体系三维分立态势，存在着城镇职工医疗保险、城镇居民基本医疗保险和新型农村合作医疗三大分立运行体系，三种体系导致了政策不一、待遇悬殊、体制不顺，缺乏总体规划和公平机制，严重阻碍了我国城乡一体化的进程。郑功成强调公平、正义、共享是社会保障制度的核心价值理念，将覆盖全民的医疗保障制度摆到整个社会保障价值体系建设的优先位置，提出了从多元医疗保障到统一的国民健康保险的"三步走"战略思想。杨松涛对我国统筹城乡社会保障制度做出了必要性分析，认为社会保障二元直接带来了农村社会保障制度建设和经济发展的滞后，间接导致了城乡收入差距的扩大。同时制度非农产业群体的社会保障问题突出，主要是指进城务工人员在社会保障方面没有正规保障制度，养老、医疗等保障得不到满足，这是由于城乡二元保障制度的区域封闭性和排他性固化了非农产业群体的社会地位、就业、经济收入和福利待遇等方面与城市居民的差距，致使该群体成为社会不稳定的因素之一。又指出了实现城乡统筹的历史必要性，即改革开放后我国经济以每年 9% 的速度增长了近 30 年，GDP 翻了好几番，统筹城乡社会保障制度的条件已经成熟。从城乡经济和社会发展一体化的要求，维护社会公平、缓解社会矛盾方面对实现城乡统筹做出了必要性分析。朱俊生首先从罗尔斯的正义论以及阿玛蒂亚·森关于社会公正的理论出发，认为必须用正义原则来规范社会保障制度，无论是城市还是农村，都应选择一体化的社会保障制度。其次，根据平等自由绝对优先原则，社会保障是每一个公民的基本权利，必须无条件满足。最后，根据差别原则，应补偿"最少受惠者"的农民。张再胜通过对发达国家医疗保障制度城乡统筹经验的分析，指出我国医疗保障制度城乡统筹的必要性，认为城乡统筹医疗保障是促进城乡一体化，实现社会公平的需要，是实现社会稳定和社会和谐的需要，是国民经济又好又快发展的需要。

### （二）统筹城乡基本医疗保障制度的可行性

改革开放以来，我国经济保持了 30 多年的高速增长，从 1978 年的 33650 亿元增长到 2015 年的 676708 亿元（见图 1—1）。我国的财政收入也从 1978 年的 1132 亿元增长到 2015 年的 152200 亿元，与其他国家对比来说，我国已经完全具备了实现全民基本医疗保障的客观条件，也完全有财力建立城乡一体化的全民基本医疗保障体系。

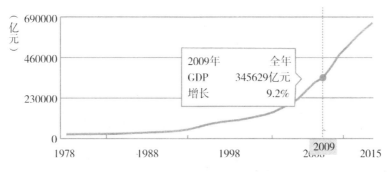

（图中文字）

2009年　全年
GDP　345629亿元
增长　9.2%

纵轴（亿元）：690000　460000　230000　0

横轴：1978　1988　1998　2008　2009　2015

**图1—1　1978—2015年我国GDP增长情况**

资料来源：国家统计年鉴。

鲁全认为，当前我国城乡社会保障存在"农村地区社会保障制度缺失、农村与城市社会保障制度的非衔接性"等问题。我们应该坚持"反哺是建设城乡统筹社保制度的基本策略、项目统筹是城乡统筹社保制度的核心和明确政府责任是城乡统筹社保制度的关键"这一基本思路，"尽快建立农村最低生活保障制度，推动城乡统一社会救助制度的建立；为农村居民建立非缴费型的年金制度，建立流动人口与城镇职工养老保险的衔接机制；分别完善城镇职工（居民）医疗保险制度和农村新型合作医疗制度，加快农村地区医疗服务体系建设；根据农村居民的实际需求，建立和完善其他相关福利保障制度"，实现城乡统筹的社会保障制度，维护社会稳定，促进社会和谐。夏芹认为，国家政策的扶持对建立城乡统筹的医疗保障制度具有重要推动力，新医改方案指出要坚持以人为本，把维护人民健康权益放在第一位。坚持医药卫生事业为人民健康服务的宗旨，以保障人民健康为中心，以人人享受基本医疗卫生服务为根本出发点和落脚点，从改革方案设计、基本医疗卫生制度建立到卫生服务体系建设都要遵循公益性的原则，把基本医疗卫生制度作为公共产品向全民提供。同时指出要保证公共卫生服务均等化，实际上这也从政治层面上提供了建立全民基本医疗保险的环境。王国军详细分析了"厦门模式"和中国人寿参与新型合作医疗的模式，总结了两种模式的经验，提高了在其他地区实行城乡医疗统筹的可行性。

### （三）在统筹的模式和方向方面

孙祁祥、朱俊生在研究实现模式中，提出形成"三支柱"的医疗保障制度框架，同步推进覆盖范围的扩大、制度改革的深化的医保制度。其中，"三支柱"是指公共医疗保险、社会医疗救助和商业健康保险。这三部分包含了整合公共医疗保险与社会医疗救助、整合城镇医疗保险制度与农村医疗保险制度这两种整合模式。基于福利效应的视角下，顾海、李佳佳在比较研究了代表地区医保基金的筹资和补偿标准、分类数和制度形式，以及整合情况，对整合城乡医保提出了新模式，即"全统一"的基金并网管理模式、"二元分层基金统一"的新农合与城居保整合的模式、"二元分层基金分设"的三项制度独立运行的模式，并提出各地应因地制宜、渐进式地，结合地方财政水平、参保人缴费能力等，探索出适合自己的城乡统筹模式。

基于公平的视角下，申曙光、彭浩然认为我国全面医保实现的发展方向是"一元制"，但现行的模式即"二元制"和"一元制"仍存在不公平的因素，例如参保人员医疗保险的需求、筹资、保障水平以及卫生服务利用方面等。但不能通过"一刀切"的过渡方式解决制度间的不平等，各地在制度公平的真正实现上以及全民医保真正意义的实现上，应因地制宜，对现行制度加以整合，使医保筹资和费用负担机制更加完善。[①] 申曙光、侯小娟提出，人人都享有充分的基本医疗保障是我国整合社会医疗保险制度的总体目标。在总体目标上又可分解成以下具体目标：保障水平的适度均等化以及覆盖范围的普惠化；"省级范围内的统筹"要在较长的时期内；"可持续性"地保持制度运行的时效；"底线公平"的责任要由政府来

---

① 申曙光、彭浩然：《全民医保的实现路径——基于公平视角的思考》，《中国人民大学学报》2009 年第 2 期。

承担；"统一化"和"信息化"地实现医保制度的管理和经办服务。① 胡晓义认为，我国如今应当是从无到有的医保制度，从分到联则是今后工作的重点，要打破身份限制、地域限制的参保人员身份，要着力进行研究如何衔接三项医保制度，如何顺利接续与转移医保关系、三项制度要形成统一的基本医疗保险制度应该如何逐步地整合、费率档次不同的划分以及不同档次的医疗保险如何由参保人员选择等问题都是今后研究的重点。② 仇雨临、翟绍果认为，要解决二元失衡、三维分立状态的城乡医疗保险，最重要的途径是实现整合与统筹发展的城乡医保制度，这对城乡居民卫生服务的提高有着重要的意义，并且，应分方向地对城乡医保制度进行整合，要有步骤地进行去同存异，国民健康保险制度要以城乡居民健康受益的实现为导向。③

### （四）在整合的路径方面

王东进提出，分阶段、分步骤地实施城乡医疗保障体系全覆盖是一项复杂的工程。第一阶段（2007—2010 年）要建立起城职保、城居保、新农合以及城乡医疗救助这四项医保制度的框架；第二阶段（2011—2015 年）要对制度障碍如何在四大医保制度中消除、有效衔接如何在四大医保制度中实现进行探索；第三阶段（2016—2020 年）要基本完善城乡基本医疗保证体系的覆盖。④ 于建华的"三步走"路线也为城乡医保制度的统筹提出了建议。⑤ 王根贤设计出了"两步走"的基本医疗保障模式。第一步的模式是城乡复式全

---

① 申曙光、侯小娟：《我国社会医疗保险制度的"碎片化"与制度整合目标》，《广东社会科学》2012 年第 3 期。

② 《胡晓义副部长在全国医疗保险工作座谈会上指出：为全体人民病有所医提供制度保障》，http：//www. molss. gov. cn/gb/news/2008-03-01/content_ 228119. htm。

③ 仇雨临、翟绍果：《城乡居民医疗保障体系的二元三维态势和统筹发展思路》，《河南社会科学》2009 年第 6 期。

④ 王东进：《构建覆盖城乡的医疗保障体系的战略步骤》，《中国劳动保障》2008 年第 8 期。

⑤ 于建华：《统筹城乡医疗保障制度的基本设想》，《卫生经济研究》2008 年第 7 期。

民社会医疗保障，组成于城镇全民社会医保模式和农村全民医保模式。第二步的模式是全民医疗保障城乡统一，即合二为一的城镇全民社保模式和农村全民社保模式，享受社会医疗保障服务的标准，要实现所有社会成员的均等。① 习孝华、谭湘渝指出总体上要经历四个阶段才能实现建立我国城乡医保体系的统筹：第一步是解决困难群体应保尽保问题以及制度的有无问题；第二步是在公平性的基础上对已构建的制度进行优化，切实地解决待遇不均的城乡居民医保问题；第三步是打破制度壁垒，在城镇职工基本医疗保险制度中融入一些"打补丁"的制度，这些医保制度对象包括农民工、灵活就业人员以及新农合对象，要逐渐由统筹城乡过渡到整合城乡；第四步是全民医保制度的完善建立可适应城乡医保一体化，从而实现统一的制度。②

郑功成提出并明确了三阶段的目标与任务：第一阶段（2008—2012 年）要实现全民覆盖的多元医疗保障制度，同时也要积极引导与推动居民医疗保险的并轨，这种并轨即城居保与新农合的并轨，形成后的居民医疗保险要与职工医疗保险并驾齐驱；第二阶段（2013—2020 年）要积极地推动职工医疗保险与居民医疗保险的整合，同时要建立起来国民医疗保险制度的区域型一元化，要基本实现制度整合区域范围内以及公平的待遇；第三阶段（2012—2049年）要建成国民健康保险制度的全国统一，要使全体国民充分享有健康保障。③不同于上述学者，另一些学者对不同时序阶段进行了细化，但大体上来看医改的总体目标仍一致。例如，刘继同将医保的构建时序分为四个阶段：第一阶段（2006—2010 年）要初步建立城乡居民的医保制度全覆盖；第二阶段（2010—2020 年）要扩大对覆盖医保制度的范围，要较完善地建立起来医疗保险制度；第三

---

① 王根贤：《复式全民社会医保下的医保税制设计》，《中央财经大学学报》2008年第 3 期。

② 习孝华、谭湘渝：《我国医疗保障体系的构建时序和制度整合》，《经济经纬》2010 年第 3 期。

③ 郑功成：《中国医疗保障改革与发展战略——病有所医及其发展路径》，《东岳论丛》2010 年第 10 期。

阶段（2020—2030 年）要初步实现全民医保制度的城乡统筹；第四阶段（2030—2050 年）是在全面实现小康社会的背景下，建立和完善全民医疗保险与福利制度框架。[①]

### （五）在整合的重点和实践方面

学术界对于整合城乡医保制度的重点问题、关键措施以及重要意义也进行了探讨。

赵曼提出解决衔接三险政策、衔接网络资源、衔接经办职能、衔接与定位政府各机关行政部门职能以及衔接在医院运行中的三险政策这五项衔接问题，是"三险合一"实现的前提。[②] 郑功成认为，要多档次地建立缴费和待遇的标准过渡、要理顺管理经办机制、要提高统筹层次、要提升保障水平、支付和购买的手段也要建立成多重的方式、财政补贴机制以及筹资机制也要确定形成稳定的，这些要作为整合城乡医保制度的关键措施。[③] 刘静从以下四个方面对整合城乡医保制度的重要性和必要性进行了分析：投入医疗卫生服务的力度、医疗服务可及性、健康水平上的城乡差距、卫生服务在城乡的发展趋势，认为国民经济稳定持续的内需驱动战略转向的重要条件和必要手段是统筹城乡医疗保险，这也是民生改善以及国家发展的基本目标。[④] 熊先军、孟伟认为，要长期健康地发展我国的基本医保制度、经济社会，那么整合城乡医保对其有重要促进意义，这也是社会保障对社会公平正义的需要的体现。同时，医保城乡统筹的政治、思想、经济、制度、管理服务以及群众的基础已经具备，这些也都对统筹城乡医保的可行性进行了充分的诠释。[⑤] 与此同时，他们还指出了城乡医疗保险制度六个方面的主要问题：采用

---

① 刘继同：《统筹城乡卫生事业发展与全民医疗保险制度建设的核心理论政策议题》，《人文杂志》2007 年第 2 期。

② 赵曼：《医改三十年回顾》，《财经政法资讯》2009 年第 2 期。

③ 郑功成：《中国社会保障改革与发展战略（医疗保障卷）》，人民出版社 2011 年版，第 98—100 页。

④ 刘静：《医疗保障城乡统筹发展研究》，《中国医疗保险》2010 年第 3 期。

⑤ 熊先军、孟伟：《现状剖析：医保城乡统筹势在必行》，《中国社会保障》2011 年第 8 期。

何种管理体制；如何界定各类基本参保人员的范围；缴费制度与政府补助政策采用何种标准；如何确定医疗卫生服务的保障范围；支付政策如何制定；服务问题以及经办管理问题。①

"假如我们能够运用来自先前见闻的全部知识，把同样的事件重新经历一番，情况就会不相同了。"② 在各地统筹发展城乡医疗保险制度的模式的探索实践中，整合制度、创新机制以及具体实施的付诸日益增多，因此也应该多借鉴各地有益的经验。王俊华对比研究了昆山、镇江两地的城乡基本医保制度，对二者医保制度衔接的实践和模式经验进行了总结和研究，提出在整合城乡医保制度、实现均衡发展的医保制度中，政府起到了主导作用，横向统筹不同医疗保险，统筹层次逐步提高，直到全国统筹的实现，城乡统筹一体化要在管理体制、技术操作层面得以实现。③ 翟绍果、仇雨临对西安进行了实地调研，在此基础上，对西安市三项医保制度等方面实践上的政策衔接、经办管理以及统筹层次的提高等一系列问题进行了经验总结，提出切入点是偿付机制，要建立偿付平台，使人群利益得以诉求，在统筹路径上要构建医保受益平衡机制的平等路径。④

章合运的研究视野是成都的城乡一体化社会保险，对衔接城乡医保制度进行了必要性与可行性的分析，对成都市城乡医保一体化推进的经验进行了总结，即成都实现了医保制度城乡市级统筹、设档的分类、结算全域的推进。⑤ 钱正荣在对珠海市进行的研究中，结合市情的珠海市建立起的医改路径是层次多、覆盖广、城乡统筹的，不仅对珠海市全民医保目标实现的过程进行了分析以及对有参

① 熊先军、孟伟：《统计献策谋"统筹"》，《中国社会保障》2011年第9期。
② ［英］哈耶克：《通往奴役之路》，王明毅等译，中国社会科学出版社1997年版，第10页。
③ 王俊华：《城乡基本医疗保险制度衔接模式比较研究》，《苏州大学学报》（哲学社会科学版）2009年第6期。
④ 翟绍果、仇雨临：《西安市统筹城乡医疗保障制度的现状、问题与路径》，《中国卫生政策研究》2009年第12期。
⑤ 章合运：《城乡基本医疗保险衔接制度构建研究——以全域成都城乡一体化社会保险为视野》，《成都理工大学学报》（社会科学版）2011年第4期。

照价值的经验进行了总结，而且也对珠海市在建立以自愿性为原则的医保改革时所存在的体制性、操作性障碍进行了分析。① 刘天然、蒋承在对中山市医保体系的分析中，既肯定了其建立起的统一的、层次多的、全民覆盖的医保体系，同时也肯定了中山市对医保资金的管理，其筹集资金和结算医保方式的科学性和有效性，以及控制了医疗机构的行为。② 殷俊、陈天红将武汉市蔡甸区作为案例，对其新农合方案进行分析，城居保和新农合不仅在制度的模式上、统筹的层次上存在差异，还在对象的覆盖上、资金的来源上和待遇水平上等方面存在一定的差异，在此研究基础上，探索出有效的衔接城居保和新农合对医疗资源的整合制度，与此配套实行了机构管理、统筹层次、网络信息建设的改革。③ 学界除了对昆山、镇江、西安、珠海等地区进行实践研究外，还对重庆、广东、潍坊、广西等地区进行了实践研究。科学性与操作性的实践研究对统筹城乡医保制度的意义在学界也愈受关注，其实证支持和参考样本都对本书有所提供，不仅增强了本书的价值，也增强了其可行性。

## （六）在整合的统筹层次和制度衔接方面

许多学者认为有待提高当前停留在县级水平的统筹层次。王虎峰提出了"单纯统收统支"的模式来提高统筹层次，以及"基于风险管理与评估进行统收统支"的模式来提高统筹层次，这两种模式的提出，是基于历史的角度，分析了实行医保制度的其他国家和地区，并且归纳和总结了其医保统筹层次的经验及规律，每一种模式的典型国家都对其医保经验进行了分析，分析其运行机理，同时再结合我国国情，分析出"基于风险管理与评估进行统收统支"的模

---

① 钱正荣：《珠海全民医保政策的经验分析》，《2011 广东社会科学学术年会——地方政府职能与社会公共管理论文集》，2011 年。

② 刘天然、蒋承：《统筹城乡基本医疗保障体系：途径与经验》，社会科学文献出版社 2012 年版，第 198 页。

③ 殷俊、陈天红：《中国城镇居民医疗保险和新型农村合作医疗保险衔接路径探讨——基于湖北省武汉市的实证分析》，《社会保障研究》2012 年第 3 期。

式，是适合当前我国医保统筹层次提高的模式。① 刘军强认为，当前我国过低的医保统筹层次，既不利于分担风险，也不利于平稳安全地运作基金，并且制定政策者需要对现有的医保制度进行整合与协调，使基金监督机制得以有效、独立地建立。② 李尧远、席恒提出在《社会保险法》中，省级统筹是医保基金统筹的目标层次，它的实现有两条路径：逐级统筹和跨市统筹。在基金规模未达到一定水平、统筹压力不明显的条件下，部分地区允许实行逐级统筹，医保基金要待条件成熟后才能实现省级统筹，先实现跨市统筹，从而实现跨省统筹。③

刘君、赵同松认为，给予参加城居保和新农合人员统一的城乡财政补助，是衔接制度所必需的，财政补助资金等配套措施的完善，增强了开放性、兼容性、互通性的医保制度，对网络平台进行资源的整合，使信息资源在这三项制度中实现共享。④ 李亚青、申曙光认为，分割的人群、地区、管理是三项制度在我国目前衔接所面临的主要障碍，另外还有较大差异的保障范围和待遇水平，要在社保部门和医疗卫生部门的带动下建立健全协调机制，在三项制度之间建立转换通道，使参保人员可以自由转换。⑤ 邓微、朱雄居在实地调研了湖南的整合城乡居民医保制度后，对湖南省提出三项设想，以在制度上对接起整合了的城乡居民医保制度：第一项，在基本制度不变的前提下对管理部门的统一进行确定，在整合管理资源以及经办服务一体化后，也要渐进式地推进制度融合；第二项，在渐进式融合的基础上，居民的参保档次可根据个人及家庭

① 王虎峰：《中国社会医疗保险统筹层次提升的模式选择——基于国际经验借鉴的视角》，《经济社会体制比较》2009 年第 6 期。

② 刘军强：《中国如何实现全面医保——社会医疗保险制度发展的影响因素研究》，《经济社会体制比较》2010 年第 2 期。

③ 李尧远、席恒：《医疗保险基金的逐级统筹与跨市统筹：现实与理论的不同偏好》，《苏州大学学报》2011 年第 5 期。

④ 刘君、赵同松：《医保三项制度如何实现衔接》，《中国社会保障》2008 年第 5 期。

⑤ 李亚青、申曙光：《我国三大医保制度整合的现实基础分析》，《中国医疗保险》2010 年第 1 期。

的经济条件自由选择，采取"一制多档"的个人缴费制度；第三项，制度融合要一次到位，在一体化实现的同时，要实现政府的财政投入与个人筹资标准、医疗费用补偿标准相一致的城乡医疗保险制度。[①]

### （七）在整合过程中政府的责任和管理体制方面

一些学者提出，制度的设计、财政的支持、监督与管理、立法等方面的责任都不应是政府在整合医保制度中所推卸的范畴。谢家智认为，制度供给、财政支持、监督实施、风险兜底这些责任范围是政府在城乡社会保障制度整合中应当承担的。[②] 申曙光、彭浩然提出，政府应承担将弱势群体纳入基本医疗保障体系的责任，且当前我国经济快速发展，政府也具备解决这一问题的财力。[③] 熊吉峰、丁士军指出，经济、资源分配、转移接续、医患关系等这些严峻且矛盾的现实是整合城乡医保过程中欠发达地区所面临的，指出各级政府应在农村医疗保障上给予更多的财政补贴，中央应加大对这些欠发达地区的补贴力度和财政投入。[④] 葛红林以成都市为案例，在对其探索实践城乡基本医疗保险整合研究中得出，公平性原则应该是政府在整合医保过程中一直坚持的，并且在医保制度的创新中要承担主导作用，还应正确地界定自身的行为边界，更要处理好政府和市场的关系。[⑤]

加强制度建设的统一化、规范化，是大多数学者所主张的，要着力解决多头管理的局面，但医保管理部门的归属问题仍存在争议。周寿祺认为，当前"分而治之"的医保制度管理部门的状况，

---

① 邓微、朱雄居：《实现湖南省城乡居民医疗保险统筹发展的若干思考》，《湖南社会科学》2011 年第 5 期。

② 谢家智：《统筹城乡社会保障制度构建中政府责任定位的思考》，《西南政法大学学报》2007 年第 6 期。

③ 申曙光、彭浩然：《全民医保的实现路径——基于公平视角的思考》，《中国人民大学学报》2009 年第 2 期。

④ 熊吉峰、丁士军：《城乡医疗统筹中欠发达地区农民面临的主要矛盾与化解策略》，《农业经济研究》2009 年第 4 期。

⑤ 葛红林：《论构建基本医疗保障制度中国的政府责任——以成都市创新统筹城乡的基本医疗保障制度为例》，《社会科学研究》2009 年第 5 期。

从国际经验来看，应整合主管由一个部门承担，因为从精简机构、紧缩编制、节约资源、使群众更方便等层面可以发现医保管理由一个部门操作更合适。① 王延中认为，"一手托两家"② 将内部化医疗服务的机构监管和成本控制，不仅使医疗服务的需求得到满足、医疗费用控制平衡，而且不论是从卫生改革的发展趋势还是医疗保险管理体系的发展趋势来看，都更符合国民健康的需要。③ 吕国营对整合模式提出了更加具体的方案，医疗机构和医疗保险机构之间的关系体现了城乡医保管理体制的差异，"第三方付费"是城镇职工医保所采取的模式，"一手托两家"是新农合采取的模式。因此，改造前者、融合后者应该是整合城乡医保所要做的。在深化医药卫生体制改革的框架下，进行医保整合，坚持的原则不仅包括"政事分开、管办分开"，还应包括"保基本"、"第三方付费制"。④

### （八）在配套制度建设和国际经验借鉴方面

大多数学者的出发角度都是制度的可持续性，对医保制度中的配套制度很少提及，所以要加强这方面的建设。杨小丽认为，要积极有效地推进户籍制度改革，这是城乡居民平等医疗保障权益得以实现的重要条件。同时，加快改革财政体制，不仅为医保制度的完善提供了有利的条件，也为医保制度的健康发展起到了促进作用。此外，要积极地推动药品生产与流通的改革、医疗卫生管理和服务体制的优化，使卫生系统的管理服务效率得以提高。⑤ 石静认为，城乡医保制度的整合，除了要改革制度本身的设计外，还应完善公共卫生服务体系的改善和现行医药体制的改革，因而是一项系统的

---

① 周寿祺：《城乡各项医保制度能否"衔接"？》，《卫生经济研究》2007 年第10 期。

② "一手托两家"是指一个部门或机构统管医疗服务体系与医疗保障体系，我国计划经济时期的公费医疗与 2003 年建立的新农合采取的就是"一手托两家"的管理体制。

③ 王延中：《坚持完善"一手托两家"的管理体制》，《中国卫生》2010 年第3 期。

④ 吕国营：《从分割到融合——城乡医保管理体制的基本走向》，《中国社会保障》2010 年第 11 期。

⑤ 杨小丽：《区域性统筹城乡医疗保障制度的研究》，博士学位论文，华中科技大学，2010 年，第 125—126 页。

工程，只有这样才能给医疗保险制度运行提供良好的外部环境。①

　　杨红燕在对实施全民医保的英国、德国、法国、日本、韩国、巴西和墨西哥等国家所需的多因素进行对比后，提出实施全民医保的前提与必要条件是强大的经济基础，建立全民医保过程中，人口结构的变化并未起明显的影响，建立全民医保重要的推动因素是政府的关注和社会的形势，实施的制度安排要结合公共卫生、预防保健、医疗救助，结合职域保险、地域保险、商业保险，实现全民医保。② 党敏恺、吴忠在探讨分析国外城乡医保制度衔接模式时基于社会公正的价值理念，提出中国应因地制宜地推动城乡医保制度的衔接，要结合地域条件有差别地进行分布发展，在注重制度的系统性的同时，也要注重管理的操作效率。③ 张再生、赵丽华梳理了发达国家医保制度的内容，总结了整合城乡医保制度的经验，城乡一体化和社会和谐稳定的实现都需要医保制度的城乡统筹，且医疗保障的水平会与经济发展的水平相适应，基本的经济责任要由政府来承担，同时加强法律保证，以保障医保制度的顺利实施。④ 李莲花通过比较研究日本、韩国和中国在社会转型的不同时期医保所面临的不同问题以及它们的解决途径后，发现后发工业国家社会政策的模式是由这三个国家所走出的"东亚道路"，并且有着共同的特征值得中国借鉴：结合了普惠主义的社会保险方式，政府给予的财政支持针对非正规部门人员等。⑤ 吕静选取了 11 个发达国家（如英国、法国、日本等），以及一些转型国家（如俄罗斯、波兰等），还有一些发展中国家（如韩国、印度等），在对它们创建城乡医保体系的过程进行研究后，总结其主要做法、经验以及医保体系的内容

---

　　① 石静：《重庆市统筹城乡医疗保险制度研究》，硕士学位论文，重庆大学，2010年，第 44 页。

　　② 杨红燕：《全民医保的国际经验及启示》，《人口与经济》2008 年第 5 期。

　　③ 党敏恺、吴忠：《国外医疗保障城乡衔接模式借鉴研究》，《内蒙古社会科学》2009 年第 6 期。

　　④ 张再生、赵丽华：《发达国家医疗保障制度城乡统筹经验及启示》，《现代经济探讨》2009 年第 8 期。

　　⑤ 李莲花：《医疗保障制度发展的东亚道路：中日韩全民医保政策比较》，《河南师范大学学报》（哲学社会科学版）2010 年第 1 期。

与框架，认为"公平优先、兼顾效率"的原则应是医保制度建设所必须坚持的，这样可使市场机制和政府机制实现结合。[①]

# 四　国外研究综述

## （一）关于城乡二元经济与社会保障理论的研究

二元经济结构理论的研究学者主要有刘易斯（A. Lewis，1915—1991）、费景汉（H. Fei）与拉尼斯（G. Ranis），该理论对普遍存在于发展中国家的经济特征进行了研究和揭示，发展中国家经历了由农业社会进入工业社会，在此过程中，对传统农业部门与现代工业部门之间的关系如何处理，也进行了相应的研究。福利经济学理论的研究者庇古、社会保障理论的研究者贝弗里奇、福利国家理论的研究者巴尔等，在他们研究的社会保障领域中，在社会保障的公平性、普遍性、福利性以及公平与效率的问题上，他们所主张的价值取向至今仍被大多数国家在建立社保体系时所遵循。社会公平理论的研究者罗尔斯认为，初次分配所带来的收入差距并不会造成社会成员的能力差异，这个理论为社会保障的资源分配提供了一定的理论支持，为社会弱势群体更应该享受社会保障这样的政策制定提供了建议。

## （二）关于各国建立全民医疗保险制度的研究

P. J. Veugelers & A. M. Yip 以加拿大新斯科舍省为研究对象，在对省内的全民医疗服务体系进行研究后，指出社会各阶层死亡率差距的降低与全民覆盖的医疗服务有很大的联系，加拿大的全民医疗服务主要指家庭医生和医院服务。[②] Xenia Scheil-Adlung 在非洲、

---

[①]　吕静：《对各国（地区）建立覆盖城乡医疗保障体系做法比较》，《生产力研究》2012年第5期。

[②]　P. J. Veugelers, A. M. Yip, "Socioeconomic Disparities in Health care use: Does Universal Coverage Reduce Inequalities in Health?", *Journal of Epidemiology and Community Health*, Vol. 57, 2003, pp. 424-428.

美洲、亚洲以及欧洲这四洲中，每洲选取两到三个国家进行研究，研究了津巴布韦、美国、印度、法国等国的社会医保制度，研究其医保的改革以及医保发展的趋势，发现非洲大多数国家正在努力地扩大医保的覆盖范围，就业于非正规部门的人员、贫困人口都是扩大覆盖范围的对象；美国致力于改善医保的可转移、可获得、可更新，以此使管理程序简化、成本降低；亚洲和太平洋地区主要致力于福利的期限和内容的扩展的侧重，筹集资金规则的调整、扩大穷人纳入社保的范围等；引入市场机制在医疗保健领域、调整医疗待遇以应对人口发展的趋势，这些则是欧洲国家针对医保问题所做的努力。①

# 五　对国内外已有成果的评价

在现有文献的基础上可以看出，国外学者主要研究的理论是二元经济以及与社会保障相关的理论；国内学者的研究不仅是城乡医保整合的理论研究，还包含实证研究，这些都为本书提供了如下以资借鉴的丰富的研究方法与理论。

亚当·斯密研究的国民财富及其性质是国外学者研究城乡二元经济与社保理论的起源，古典经济学和新古典经济学为研究城乡二元经济结构提供了理论框架和政策思路，二元经济结构的转化、经济发展模式的转换的框架与思路都由经济增长研究所提供。社会保障的理论基础就是由庇古的福利经济学理论以及斯蒂格利茨的公共经济理论奠定的。

伴随着新医改的实施，我国医疗保障水平将会不断提高，统筹城乡基本医疗保障制度也会逐步推进，但医保体系的建设既是一项长期的战略谋划，也是一项具体的系统工程，其内容丰富、牵涉面广。该课题已经引起了我国学者的广泛关注，同时也出现了众多的

---

① ［英］艾维瓦·罗恩：《医疗保障政策创新》，王金龙译，中国劳动社会保障出版社 2004 年版，第 1—15 页。

研究成果，其中部分地区率先探索统筹城乡医疗保障体系的实践，不仅为我国继续推进城乡医疗保障统筹提供了以资借鉴的经验，也为理论研究提供了现实基础。通过以上对统筹城乡基本医疗保障制度研究文献的综述，可知我国学术界在当前医疗保障制度中存在的问题和实施城乡医疗保障统筹的必要性已经基本形成共识。国内学者深入研究了城乡医保制度整合的发展目标与方向。（1）对城乡医保整合的重要性以及必要性进行了探究。（2）一致认为长期性、阶段性、渐进性是城乡医保制度整合建设的原则，城乡医保整合是一个复杂且庞大的社会工程，必须得以明确。（3）对现实性的医保制度二元性是由我国城乡二元经济结构所带来的进行了论证分析，在整合城乡医保制度中要明确立足现实、统筹规划、科学设计，医保制度城乡统筹的逐步实现要从现有体制的完善入手。国内学者详细探究了整合城乡医保制度的选择路径与实现模式。（1）尽管在具体的时段上对医保制度城乡统筹的时序阶段和路径的发展有所差别，但医改的目标大体来说是一致的。（2）不仅要科学地设计以及合理地安排财政负担、政府责任、制度的对接，还要对医保制度改革中统筹层次的提高、建设配套制度等内容进行科学的设计和安排。

# 六　相关概念界定

## （一）医疗保险

19世纪欧洲首先出现医疗保险（medical insurance）这个概念，即提供一些制度性的保障，使社会成员可以对疾病风险有所抵御、身体健康有所增进、因病返贫有所防止等，医疗保险是农业文明跨向工业文明的产物。

国内外对医疗保险内容的表述不尽相同，医疗保险、健康保险都是其称谓。一般而言，广义的医疗保险就是指健康保险，人们由疾病带来的（如医疗费用）直接经济损失可以由医疗保险来补偿，如误工工资这样间接的经济损失也可以由医疗保险来补偿，不仅包括预防疾病、维持健康的经济补偿，还给予分娩、死亡、疾病等的补偿。因此，支出与收入的补偿、卫生保健服务的补偿等都算作广义医疗保险所包含的内容，只有在经济发展到较高程度上才会产生广义的医疗保险。

在社会保险中，狭义的医疗保险作为一个险种，其内容仅指补偿或保险医疗费用，或者说补偿支出。社会医疗保险和商业医疗保险是医疗保险的两大类。通过政府立法强制实施，医疗保险金通过对一定区域的一定人群筹资形成，在该人群患病时，公平地为每一位成员提供所需的医疗服务、补偿其所需的医疗费用，这种制度即是社会医疗保险。参保人群在健康受损时，无须为了负担医疗费用而对生活产生影响，共济风险、共担费用是社会医疗保险的实质。而这种社会医疗保险就是我国现行的医保制度。本书也是基于狭义的医疗保险上研究我国城乡医保现行的制度。

### （二）　医疗保障

作为一个笼统的集合概念，在国家的社会保障政策中，医疗保障（health security）作为发展到一定阶段的社会经济的产物，作为有机的组成部分，对个人未来医疗费用的开支起化解作用，是社会保障体系的重要的组成部分。而医疗保障的范畴包含了医疗保险（medical insurance）。医疗保障实施的国家，在社会经济发展良好前提下对国民健康水平和医疗福利水平进行不断的提高。

作为一个复杂的体系，医疗保障在各国因不同的国情其模式也会存在不同。"三纵三横"则是我国医保体系的主要特征：城镇中的城镇职工基本医疗保险、城镇居民基本医疗保险，以及农村的新型农村合作医疗构成了我国基本的医保制度体系，即"三纵"；补充医疗保险、基本医疗保险、医疗救助构成了我国多层次的医保体系，即"三横"。

### （三）　统筹城乡

"统筹"的含义为"通盘筹划，统一筹划，统筹协调，统筹兼顾"。"统筹城乡"概念源自于党的十六届三中全会"五个统筹"

的科学发展观:"统筹城乡发展"。① 统筹城乡不仅包括城乡协调、优势互补等,还包括城乡平等、城乡互通、城乡发展一体化等方面。就我国而言,所谓统筹城乡,本质要求是使农村居民与城市居民在生活水平和相关条件方面同步推进,使农村居民与城市居民在享受社会保障、公共服务等方面享有平等的权利、均等化的服务,逐步缩小由于城市与农村"二元"经济结构形成的城乡之间诸多不平等和差距。社会保障制度作为国家保障老百姓生活的一项基本国策,其最终目标要求必然是"城乡一体化",所以建立统筹的城乡医疗保障制度体系是当前的主要任务。

基于城乡二元医保制度中参保身份限制、公平性缺失等问题,我们把"统筹城乡医疗保障制度"的含义定义为:从国民经济和社会发展全局角度出发,把职工医保、居民医保和新农合作为一个医疗保障体系,从整体上进行统一筹划和制度安排,消除户籍界限、身份界限和职业界限,保障每一个公民都能平等、自由地享有基本医疗保障权利。② 需要注意的是,这里的"统筹"并不等于"消除差别,完全统一",而是强调享有医疗保障的机会均等和自由选择。统筹城乡的主要目的在于消除歧视、缩小差距,具体地说,应满足以下三个条件:第一,不再以户籍、职业作为参保条件,每位参保者可根据自身医疗保险需求和偏好自由选择参保的类型,在医疗费用的补偿待遇上只有参保类型的差异,没有身份的差异,保障城乡居民在参保自由和待遇享受上的机会平等;第二,建立了各项险种之间的动态转换和衔接配套机制,保障全民参加医疗保险后不断保,能续保;第三,统一了城乡居民的保障项目和目录(可报销药品、诊疗项目、医疗服务设施)范围,建立起城乡一致的"门诊+住院+大病补充"的补偿结构。③

---

① 中国共产党十六届三中全会提出,要统筹城乡发展、统筹区域发展、统筹经济社会发展、统筹人与自然和谐发展、统筹国内发展与对外开放,简称"五个统筹"。

② 顾海、张希兰、马超:《城乡医疗保障制度的受益归属及政策含义》,《南京农业大学学报》(社会科学版)2013年第1期。

③ 李佳佳、顾海、徐凌忠:《统筹城乡医疗保障制度的资源分配效应研究》,《中国卫生经济》2013年第5期。

　　结合本书，社会保障的社会性特征在建立覆盖城乡医保制度中得以充分体现，即医保覆盖范围应是城乡所有人群，且做到应保尽保。但需要强调的是，城乡统筹与城乡统一并不等同，基于目前我国经济社会发展的阶段以及生产力水平在城乡中的差别，城乡居民间所享受的社会保障项目和保障水平会有所区别、并不完全均等。[①]

---

[①]　刘永富：《建立覆盖城乡的社会保障体系》，《求是》2007 年第 13 期。

# 第二章

# 相关理论研究

　　我国城乡医疗保险制度差异很大，在参保对象、筹资机制、补偿机制、管理体制、经办服务等方面存在较大差距，因此对城乡医疗保险制度进行整合是一项复杂的系统工程。由此可知，本书要涉及多种理论，跟本书密切相关的理论有二元经济结构理论、社会公平理论以及协同论。

## 一　二元经济结构理论

　　二元经济结构是发展中国家在经济发展过程中普遍存在的现象。我国由于历史等原因，城乡之间二元经济结构特征明显。城镇职工基本医疗保险和新型农村合作医疗的发展就深刻地反映了城乡之间医疗保险制度的二元性特征。如何打破城乡之间的二元经济结构特征，实现城乡医疗保险制度整合，对于促进城乡经济的和谐发展具有重要的意义。

### （一）刘易斯模型

　　所谓二元经济，指的是一个国家传统农业部门和现代工业部门同时存在，劳动力不断由农村涌向城市，而且两者之间在劳动生产率、收入水平、就业、福利水平等方面存在着差异较为显著的一种状态。这种情况存在于发展中国家，换句话说，二元经济主要是指发展中国家存在的农业与工业两大部门发展的不对称性①或者存在的地域差别。② 按照理论的发展先后顺序，主要有古典二元经济理论和新古典二元经济理论两种，这两种理论探讨的都是发展中国家应该如何合理地处理传统农业部门和现代工业部门之间的相互关系。

1. 劳动力无限供给条件下的经济发展

（1）劳动力的无限供给

1954 年，英国经济学家刘易斯发表了题为"劳动力无限供给条件下的经济发展"的文章，提出了他的二元经济结构理论。在刘易斯看来，在那些相对于资本和自然资源来说人口如此众多的国家里，劳动的边际生产率很小或等于零，甚至为负数的部门，劳动力的无限供给是存在的。比如，农业部门中存在着隐蔽性失业；许多临时性职业的存在；劳动力无限供给的其他来源是妇女、人口的自然增长和效率提高所引起的失业者。

（2）资本主义部门与非资本主义部门

刘易斯根据利润的情况把整个经济分为两个部门：资本主义部门和非资本主义部门。资本主义部门是经济中使用可再生产的资本，并由于这种使用而向资本家支付报酬的那一部分。非资本主义部门，即维持生计部门或称生存部门，是不使用可再生产的那一部分。这个部门的人均产量比资本主义部门低，因为它的产品不是用资本生产出来的。这个部门的很大一部分是自我雇佣的，如传统农业的小家庭耕作等。

（3）工资水平

扩大的资本主义部门所必须支付的工资取决于人们在这一部门以外所能赚得的收入。古典经济学家通常认为工资决定于维持基本生活消费的需要，在以自耕农为主体的小农经济中，工资水平是由农民的平均产量决定的。如果工资低于人们留在土地上能达到的消费水平，他们就不会离开家庭农场去找工作。因此，在二元经济结

---

① ［英］阿瑟·刘易斯：《二元经济》，北京经济学院出版社 1989 年版。

② ［瑞］冈纳·缪尔达尔：《亚洲的戏剧——南亚国家贫困问题研究》，首都经济贸易大学出版社 2000 年版，第 238—251 页。缪尔达尔提出的地理二元经济结构，是指经济发达地区和落后地区在空间上相并存的一种状态。

构下，生存部门的收入决定资本主义部门的工资。但生存部门的收入只是决定资本主义部门工资水平的下限，工资必须高于这一水平。按刘易斯的说法，通常资本主义工资与生存收入之间的差额为30% 或50%左右。之所以有这个差额，原因为：一是资本主义部门生活费用比较高；二是劳动力从熟悉的生存部门转移到资本主义部门这一陌生环境，是有心理费用的；三是工人在资本主义部门中的生产力水平可能较高。此外，资本主义部门中工会的力量也是其中一个原因。

（4）经济发展的过程

刘易斯认为："经济发展理论的中心问题是要理解这样一个过程：一个先前储蓄和投资占国民收入的4%或5%（甚至更少）的社会如何转变为自愿储蓄达到国民收入的12%或15%或更多的经济。这一问题之所以是中心问题，是因为经济发展的中心事实是快速的资本积累。"开始，国民收入几乎完全由生存部门的收入组成。如果不考虑人口增长，并假定劳动的边际产品量为0，那么，在整个发展过程中生存收入保持不变。因为根据定义，劳动力能够转移到扩张的资本主义部门，而同时不减少生存部门的产量。既然假定实际工资不变，那么资本积累和技术进步的全部剩余都将成为资本家的利润。工人在其中得到的全部好处是他们之中有更多的人按高于生存部门收入的工资水平就业。资本主义部门将剩余用于再投资——增加资本存量，吸收更多的人到资本主义部门就业。

（5）刘易斯模型的其他两种形态

刘易斯模型的第二种形态假定：①经济是封闭型经济；②资本主义部门依赖于与非资本主义部门的贸易，如换取食物、原料，等等。即使劳动力蓄水池仍能提供足够的劳动力，资本主义部门的扩张也可能会由于贸易条件恶化而受到遏制。如果资本主义部门不生产食物，则它的扩大会增加对食物的需求，并提高食物价格，从而减少了利润。要想使农产品价格稳定，农业生产必须与需求同步增长，也就是说，农业生产率要提高。

刘易斯模型的第三种形态假定：①经济是开放型经济；②资本主义部门与非资本主义部门都与外部世界有贸易往来。这样，资本主义部门可以通过从外部世界进口来免受非资本主义部门的停滞之累。但因此产生过多的进口会使增长放慢速度，或导致结构性通货膨胀。资本输出是另一条出路，但输出资本将减少国内固定资本的形成，并因此减少对国内劳动力的需求。

2. 现代部门对传统部门的影响

刘易斯认为，现代部门的扩张可以通过四种方式或途径使传统部门受益，但每一种方式也可能会产生破坏性的影响。

第一种方式是就业。现代部门雇佣从传统部门转移出来的劳动力。这些人在现代部门可获得更高的收入，社会地位有所提高，其子女也有更好的机会。然而，如果一个国家人口不足，现代部门对劳动力的吸收就有可能是掠夺性的，这会对传统部门造成破坏。

第二种途径是分享物质设施。现代部门为它自身建立了基础设施（铁路、公路、码头、医院、供水、供电等），传统部门只需支付边际成本或更低的费用，就可以使用这些设施。

第三种途径是现代部门的发展促进传统部门的观念和制度的现代化。例如，新技术提高产量，女孩被允许上学，土地耕作制度被改良，农民进入合作社，等等。

现代部门的发展对传统部门的最后一种影响是与两个部门之间的贸易有关。如果现代部门必需品部分依赖于传统部门，那么，现代部门的扩张就依赖于传统部门的类似扩张，否则，贸易条件就会不利于现代部门。然而，传统部门生产力的上升对现代部门的影响也可能是反方向的。

3. 刘易斯模型的弊端

对刘易斯模型的批评主要有以下几个方面。

第一，劳动力的转移过程可能因要素分配份额的变化而突然中止。例如，在经济进入转折点之前实际工资就可能已经上升而不是保持不变。这可能是由最低工资法、政府干预或工会活动造成的，也可能是由生存部门生产率提高造成的。

第二，剩余劳动力不仅仅存在于农业部门，城镇工业和城市也可能存在剩余劳动力。城市的剩余劳动力只能由工业部门吸收，这可能会对农业劳动力向工业的转移产生不利影响。

第三，许多人指出，农业劳动的边际生产力接近或等于零的观点很难令人接受。许多经验表明，农业劳动的边际生产力是正数。

第四，从理论上说，剩余劳动吸收速度决定于可用于再投资的剩余。然而，就业不一定会随着这种再投资而增加。如果再投资采用资本密集型技术，就业仍可能不会增加。

### （二）费景汉—拉尼斯模型

费景汉、拉尼斯修正了刘易斯模型中的假设，在考虑工农业两个部门平衡增长的基础上，完善了农业剩余劳动力转移的二元经济发展思想。该理论认为，存在二元经济结构的发展中国家的经济发展过程，就是从落后的维持生计部门向发达的资本主义部门，或者说是农业部门向城市工业部门不断转移的过程。农业剩余劳动力的非农化转移能够促使二元经济结构逐步削减。随后众多学者对二元经济结构理论进行了不断深入的发展和探索。[①] 费景汉—拉尼斯模型明确地将二元结构归结于传统农业与现代工业的并存（这与刘易斯的观点有所不同）。按照他们的说法，从农业社会到二元经济再到成熟经济是一种重要的增长类型。

按照费景汉—拉尼斯模型，经济发展过程可分为三个阶段。

第一阶段，与刘易斯模型没有区别。在这一阶段，经济中存在着隐蔽性失业，即相当一部分劳动的边际生产力为零或接近于零，因而劳动力是无限供给的。当隐蔽性失业的劳动力向工业部门转移时，农业的总产量不受任何影响。当这部分劳动力转移完毕，经济发展就进入了第二阶段。

第二阶段，工业部门所吸收的劳动力是一些劳动的边际生产力低于农业部门平均产量的剩余劳动力。由于这部分劳动力的边际生产力大于零，当他们转移出去以后，农业总产量就会下降，而剩下的农业劳动力仍和以前一样消费，所以，提供给工业部门的农产品就不足以按平均消费水平来供应工业部门的劳动力。这样，

---

① Fei, C. H., Ranis, G., *A Theory of Economic Development*, American Economic Review, September, 1964.

经济中开始出现农产品特别是粮食的短缺，工业部门的工资水平开始上升。

第三阶段，当农业中全部的剩余劳动力都被吸收到工业部门就业以后，经济就进入了第三阶段。在这个过程中，关键的问题是如何把隐蔽性失业人口全部转移到工业中去。

费景汉—拉尼斯模型的意义在于，它强调了农业对工业的贡献，不仅仅在于它提供工业部门所需要的劳动力，而且它还为工业部门提供农业剩余。如果农业剩余不能满足工业部门扩张后新增工业劳动力对农产品的需求，劳动力的转移就会受到阻碍。

### （三）乔根森模型

乔根森像刘易斯、费景汉和拉尼斯一样，假定不发达国家存在剩余劳动，但劳动的边际生产率不为零。分析框架仍然是二元的，包括工业和农业两个部门。乔根森模型与刘易斯以及费景汉—拉尼斯模型相比，更强调农业的发展和技术进步。

### （四）迈因特模型

1985 年，迈因特在《亚洲发展评论》上发表了一篇题为"组织二元结构与经济发展"的论文，提出了"组织二元结构论"。在迈因特看来，二元现象首先是一种不发达组织框架的产物，不仅市场网络发育不全，而且政府行政制度和财政制度也不健全。

传统部门与现代部门间的松散联系大致有四个方面，相应地，也就有四种类型的二元性。

产品市场的二元性。在所有不发达国家，最终产品市场可能较生产要素市场更为健全。市场体系中最薄弱的部分是传统部门的资本市场。

资本市场的二元性。资本市场二元性的表现是：利率在有组织的资本市场上和在无组织的资本市场上有很大差别。

劳动市场的二元性。现代部门工资较高，传统部门的收入比较低。

最后是政府行政和财政机构的二元性。政府总部必须通过一系列的中间层次机构才能与村落里的小规模经济单位建立联系。从总部到边远地区，政府管理的有效性似乎是递减的。

### （五）几点一般性评论

综述各种不同的二元经济模型，可以得出以下几点结论：

首先，在许多发展中国家，现代部门与传统部门的并存是一个重要特征。如何准确地把握两个部门的本质规定性仍然是一个仁者见仁、智者见智的问题，但无论如何，现代部门是先进生产方式的代表，而传统部门则是贫穷落后的载体，这一点是毋庸置疑的。

其次，经济发展的水平、方向和速度在很大程度上决定于现代部门与传统部门的相互作用。当现代部门自身力量尚不够强大时，它通常需要从传统部门输入资源——资本和劳动力。

再次，二元经济结构这一特征本身意味着经济发展可以有两条引线：现代部门的扩张和传统部门的改造。这两条引线的交织构成了不发达国家经济发展的主旋律。

复次，不容忽视的一点是，无论如何界定现代部门和传统部门，制度都是一个重要维度。经济发展本身也是一个制度变迁过程，制度选择和制度建设应构成经济发展战略的重要组成部分。

最后，不论何种形态的二元结构理论，都是对不发达经济的一种抽象概括，它只能揭示经济现实中最引人注目的轮廓，却不能全面反映经济现实的多样化特征。

发展中国家在从传统的农业社会进入现代化的工业社会的过程中，往往会在一段时间内积极地发展城市地区工业，而忽视了相对落后的农村地区经济的发展，于是就造成城市相对发达而农村相对落后的二元经济结构。因此，二元经济结构是发展中国家普遍存在的经济特征。

二元经济理论集中阐述了发展中国家在经济发展中，主要在于从以农业为主的分散的社会转变为更为集中的城镇化和工业化经济社会的过程，人口从农村向城镇的大规模转移问题是城镇化和工业化的核心，从而提高农民的收入水平和生产方式，最终实现二元经济向现代经济的转换。但是，二元经济结构理论没有从城镇与农村相互促进、协调发展的角度来探讨二元经济结构转换问题。发达国家城镇化水平高，发展中国家城乡二元分割问题严重，本书运用二元结构理论是为了比较发达国家和发展中国家城乡医疗保险整合模式的差异，城镇化程度高的发达国家是否解决了医保城乡分割问题。

### （六）二元经济结构在医疗保险制度中的表现

我国的二元经济结构主要是指我国以户籍制度为核心的一系列制度，人为地割裂城乡之间的联系，限制城乡之间的流动，所形成的社会结构。城乡分割的二元经济结构特征严重阻碍了城乡经济的发展，并且导致城乡之间文化、制度、社会等方面的差异。正是由于城乡二元经济结构的存在，探讨如何实现城乡平衡发展才显得至关重要。

城乡平衡发展是指在城乡二元经济结构条件下，通过城市反哺农村（城镇化）和工业反哺农业（工业化）的经济政策和制度安排，促进农村剩余劳动力转移，完成传统农业部门向现代工业部门的结构转换，从而实现城乡经济社会的平衡发展。二元经济条件下的城乡平衡发展一定是动态发展中的平衡，这意味着城乡经济的统筹与协调发展不仅要达到短期平衡，还要达到中长期的平衡。需要强调的是，在二元经济结构逐渐消除的情况下，如何实现劳动力、资本、土地等资源在城乡之间的优化配置。因此，在实现城乡平衡发展的过程中，应该加快工业化和城镇化的进程，制定向农村和农业倾斜的政策，加大对农村的投入，推进农业向工业的合理转化，实现城乡经济社会发展和人民生活水平的提高。

我国正处于经济转轨和社会转型的关键时期，要逐步实现城乡平衡发展，最终实现二元变一元，除了加快工业化和城镇化进程，提高农业生产率和实现工业反哺之外，一个不容忽视的问题便是加快建立统筹城乡的社会保障制度。实现城乡平衡发展是一个长期而渐进的过程，不仅需要经济增长，更需要合理分配由经济增长创造的社会财富。现阶段的城乡二元经济结构导致了城乡之间收入差距的扩大，城乡分割的二元医疗保险制度造成了新一轮的不平衡，农民工、失地农民的医疗保障权益得不到维护，医疗保险关系转移接续还存在制度性障碍，这些都给城乡平衡发展带来了不和谐的因素。

而且，我国医疗保险制度的二元性最主要地体现为城镇职工基本医疗保险和城镇居民基本医疗保险、新型农村合作医疗三个制度模式是两个不同的管理体制，在筹资、待遇、医疗卫生服务的公平性、可及性等方面存在失衡现象，所以如何做到制度之间的有效衔接、如何合理配置城乡医疗资源、如何提高城乡医疗卫生服务水平和保障水平都是整合城乡医疗保险制度、缩小城乡差距要探讨的问题。

因此，在城乡二元经济条件下实现城乡医保一体化有着十分重要的意义。要实现城乡之间医疗保险制度一体化的关键是打破城乡二元经济结构特征，发展农村经济，提高农民收入水平，缩小城乡差距，促进城乡协调发展，最终实现二元经济结构向现代化的一元经济结构转变。实现城乡平衡发展，不仅是经济长期可持续发展的需要，也是实现城乡二元经济结构转换的根本要求。因此，基于对城乡发展客观规律的认识以及对我国经济社会发展趋势、挑战、机遇的把握，针对我国城乡经济社会分割形成的二元医疗保险结构，必然要提出统筹城乡医疗保险制度、实现城乡医保一体化的发展要求，从而消除城乡之间存在的制度差异和权利不平等，缩小城乡之间的收入差距，促进经济长期和可持续发展。

政府在实现城乡医保一体化中的责任有：加快推进工业化、城镇化的进程，转变城乡分割的二元医疗保险格局，在医疗保险制度城乡统筹的过程中，在整体规划、宏观调控、筹资政策、补偿机制、基本服务提供等方面发挥主导作用，做好各项医疗保险制度的整合与衔接；加大财政投入和转移支付力度，逐步缩小城乡差距，确保人人享有平等的医疗保障待遇。

## 二 社会公平理论

### （一）社会公平的内涵

社会公平，是就人们在社会中的地位而言的，体现的是人们之间一种平等的社会关系。① 我们要依据马克思主义的观点对社会公平进行分析，才能真正把握社会公平的科学内涵和精神实质。

美国政治哲学家罗尔斯在 1971 年的著作《正义论》中提出"平等主义的自由主义"的观点，揭开了关于社会公平正义的研究高潮。罗尔斯认为"正义是社会制度的首要价值"。他认为社会选择必须是公平的，并基于此虚构了"无知之幕"的原始状态。在这一状态下，他提出了著名的作为社会选择的两个正义原则。第一正义原则，即自由的平等原则，基本的自由必须在社会中公平分配。每一个人对于一种平等的基本自由之完全适应体制，都拥有相同的不可剥夺的权利，而这种体制与适于所有人的同样自由体制是相容的。第二正义原则，即差别原则。他指出社会和经济不平等应该满足两个条件：第一，他们所从属的公职和职位应该在公平的机会平等的条件下对所有人开放；第二，他们应该有利于社会之最不利成员的最大利益。

社会公平是一个历史的范畴。公平是人们对社会经济关系种种现象的反映和评判，是由一定的社会生产关系决定的。社会生产关系是发展变化的，社会公平的标准也随之发展变化。不能离开具体的社会生产关系抽象地谈论公平，把它当作某种亘古不变的原则。恩格斯明确指出：公平"始终只是现存经济关系的或者反映其保守方面、或者反映其革命方面的观念化的神圣化的表现。希腊人和罗马人的公平认为奴隶制度是公平的；1789 年资产者的公平要求废除封建制度，因为据说它不公平。在普鲁士的容克看来，甚至可怜的行政区域条例也是对永恒公平的破坏。所以关于永恒公平的观念不仅因时因地而变，甚至也因人而异"②。可见，在不同社会制度下存在不同的公平标准。就是在同一种社会制度下，不同的阶级由于阶级利益的差别，对社会公平的理解也是不一样的。比如说，在资本主义社会里，资本家认为凭借生产资料的占有权来获取剩余价值是完全合理的、公平的，因为他们认为剩余价值是资本带来的；但工

---

① 中共中央宣传部理论局：《理论热点面对面（2006）》，学习出版社、人民出版社 2006 年版，第 108 页。

② 《马克思恩格斯选集》第 3 卷，人民出版社 1995 年版，第 212 页。

人们却认为这是对他们的一种剥削，是非常不公平的，因为他们认为剩余价值是由工人创造的超过劳动力价值外的那一部分价值。社会主义社会是人类迄今为止最先进、最合理的社会制度。我国还处于社会主义初级阶段，现阶段我们的社会公平观必须反映这一社会主义初级阶段的基本经济制度，离开这一生产关系来讨论公平是没有立论基础的。邓小平曾指出，社会主义的本质，是解放生产力，发展生产力，消灭剥削，消除两极分化，最终实现共同富裕。社会主义的公平观就要充分反映社会主义的本质要求，体现其精神实质。

　　社会公平是一个具体的范畴。不能把不同领域的公平标准混为一谈。在实际生活中，许多人一谈到公平，往往侧重从分配平均的角度来看待这个问题，并把社会公平等同于平均主义。但仅仅从收入分配的角度来考察社会公平，不利于全面认识社会公平的科学含义。列宁指出："社会主义者说平等，一向是指社会的平等，社会地位的平等，决不是指每个人的体力和智力的平等。"① 一般来说，社会公平主要包括经济地位、政治地位、文化地位和人格地位上的平等等。经济地位的平等，是指人们在社会生产和分配中具有相同的地位和权利，包括平等拥有工作、劳动的权利，平等获得工作机会的权利，平等享有改革发展成果的权利等。政治地位的平等，包括平等的参政与议政、选举与被选举的权利，在法律面前人人平等的权利等。文化地位的平等，包括平等地接受文化教育的权利等。人格地位的平等，即每个人的人格必须得到尊重和保护，而不管经济、政治和文化地位如何。各个领域的公平标准不一样，不能把这个领域的公平标准作为另一个领域公平与否的判断尺度。比如说，等价交换、优胜劣汰原则是市场经济条件下的公平原则，在这一原则下人们之间存在一定收入差距是合理的，但在社会领域就不能以此为公平标准，因为社会领域必须以满足所有社会成员衣食住行的基本需求，促进人的全面发展、社会全面进步作为社会公平的尺度。当前，我们在再分配领域采取的一系列政策措施，如调节不同

① 《列宁全集》第31卷，人民出版社1984年第2版，第137页。

阶层的收入、实行各种社会保障制度、为所有社会成员提供基本的生活条件，都是从社会领域公平标准出发的。如果在社会领域仍然坚持等价交换的原则，势必造成贫富的两极分化，引发更多的社会问题。

社会公平是一个相对的范畴。世界上没有绝对公平的社会，这是因为公平的实现总是受一国经济、政治、文化发展程度的制约，不可能一蹴而就。"解放生产力，发展生产力，消除剥削，消除两极分化，最终实现共同富裕"是社会主义的公平观，但由于目前我国还处于社会主义初级阶段，生产力还不够发达且发展不平衡，所以现阶段还不能真正实现这种公平观，还需要一个逐步推进的过程。此外，社会公平的实现也不是一劳永逸的，即使一种社会不公平的现象消除了，但由于各种因素又会出现新的矛盾和问题，需要我们去解决。社会公平的实现程度，并不完全取决于人们的善良愿望，而是取决于社会生产力的发展程度和社会制度完善的程度。所以，我们不能仅仅从伦理道德观念出发去评判公平与否，而是必须把公平放到一定的历史条件下进行考察，要研究这种公平观所反映的经济关系是不是适应生产力发展的需要，是不是符合社会发展规律提出的要求。[①]

## （二）公平与效率的关系

通常来说，公平和效率往往成对出现，人们在提到公平时自然会想到效率与公平的关系。公平与效率是两个最基本的社会目标，也是一对矛盾体。[②] 但是，需要明确的一点是，效率和公平似乎又不是永远矛盾、此消彼长的关系。也就是说，提高效率并不意味着一定会加剧不公平。比如，在医疗保险领域，提高医疗保险基金的管理效率和使用效率，才可能更好地保障公平。在社会救助领域，提高救助基金的使用效率，甄别真正需要帮助的穷人，也是实现救助公平的必要条件。另外，需要强调的是，社会保障领域强调的公

---

　　① 周新城：《中国特色社会主义经济制度论》，中国经济出版社 2008 年版，第182 页。

　　② 赵曼、吕国营：《社会保障学》，高等教育出版社 2000 年版，第 45 页。

平，是起点的公平，而不是终点的公平；是过程的公平，而不是结果的公平。

随着改革开放的深入和市场经济的发展，我国居民收入差距在不断扩大。于是，一些人把这种不公平现象归咎于"效率优先、兼顾公平"这一原则。关于这一原则还要不要坚持的看法很多，归纳起来，大致有以下三类不同的观点：

一是继续主张"效率优先、兼顾公平"，认为"效率优先、兼顾公平"的原则不仅不应改变，而且必须一以贯之地坚持，否则会影响我国经济的进一步发展。

二是主张"公平与效率并重"，认为"效率优先、兼顾公平"的原则，颠倒了经济发展的价值目标与手段之间的关系，"效率优先、兼顾公平"的口号应该逐渐向"公平与效率并重"或"公平与效率优化结合"过渡。

三是主张"公平优先"，认为随着我国经济的快速发展，进一步重视公平问题的时机条件已基本成熟，提出要"更加注重社会公平"，把促进社会公平和正义摆在突出位置。

上述争论的焦点主要在于：在社会主义分配原则中，效率和公平究竟谁应处在"优先"地位。解答这一问题，必须搞清楚"效率"与"公平"的内涵和实质。在"效率优先、兼顾公平"这一分配原则中，"效率"是从生产力的角度来讲的，强调的是社会财富和社会价值的生产创造；而"公平"是从生产关系角度讲的，强调的是创造出来的社会财富和社会价值的合理分配。公平与效率并不属于同一方面的问题，效率侧重于生产力的角度，公平侧重于生产关系的角度。从这个角度来看，它们之间不是完全对立的关系，在某种程度上是相互促进的关系。一方面，提高效率，会做大物质财富的"蛋糕"，为实现公平提供物质前提；另一方面，注重公平，使物质财富的分配更加公正、合理，能为提高效率增添动力。在社会主义条件下，分配合理，人们的积极性就高，随之效率就会提高；效率提高了，可以用于分配的财富就多了，就容易实现公平。

严格地说，公平很难定义。一般来讲，一定的社会历史范畴和特定的生产力发展条件下，人们评价社会各个领域的规则合理与否的价值标准与事实判断可以理解为公平。公平的评价标准因民族、阶级、历史时期以及生产方式的不同而不同，同时对公平的理解也受到经济地位、文化背景等因素的影响。医疗保险制度的公平性是指一个国家的全体公民以医疗保险需求为导向获得医疗卫生服务，即具有相同医疗卫生服务需求的社会成员应获得相同水平的医疗服务。

效率一般属于经济学范畴，指的是通过对有限资源的优化配置为社会带来尽可能多的福利。另外，可以将效率划分为宏观效率和微观效率。宏观效率可以理解为通过对社会资源进行合理配置来实现社会财富最大化。而微观效率则可以理解为生产要素投入与产出的对比关系。医疗保险宏观效率是指医疗保险制度所产生的社会、政治以及经济等效应的总和；医疗保险微观效率是指医疗保险制度在实施过程中的投入与回报之间的关系。医疗保险制度作为社会保险制度，在实践中对宏观效率的重视程度要大于微观效率。

医疗保险制度的效率主要是指医疗保险补偿的及时性和有效性，即能够在最短的时间内对因疾病发生医疗费用的患者进行保险补偿，及时缓解其就医带来的压力。譬如，医疗保险制度缓和社会矛盾，化解多种社会风险，直接促进着社会公平、社会团结和社会和谐，这是制度产生的社会效果；医疗保险制度保护人权，促进政治文明和民主进步，提高民众对政府和执政党的满意度，实现的是政治效能；医疗保险制度中互助共济、风险分担的合作精神，则直接有利于增进人民的安全感，对提高互助、共享的社会道德大有裨益。因此，医疗保险的效率不能只是简单地用微观效率的指标来进行概括，不能只算经济投入账，而应高度重视经济投入后由此带来的社会效果、政治效能和伦理道德效应。

公平与效率的关系问题往往产生于政府对市场失灵的干预，政府往往基于公平理由，干预社会保障领域。公平与效率涉及个人收入再分配和资源有效配置的问题，政府对市场进行干预的本质就是通过对收入再分配和资源配置的协调来最大程度上实现公平与效率之间的相对平衡。公平是人类永恒追求的目标，医疗保险为患者缓解疾病风险的特性，决定其必然将公平作为构建制度的理念和最终追求的目标。尽管效率并不必然带来公平，但它却是公平的物质基础，是实现公平的必要手段。因此，在理论层面上，公平与效率并重的价值取向应贯穿于医疗保险模式选择和制度建设的始终。但在具体操作中，由于受客观条件的限制，公平与效率应实现动态均衡，在经济水平难以支撑医疗需求时，医疗保险微观运行效率暂时要优于公平的考虑；而在效率保证的前提下，公平的诉求应作为制度建设的重点。

从生产力和生产关系的角度来认识效率与公平的关系，为我们在新时期处理效率与公平的关系提供了有益的启示。马克思主义认为，生产力决定生产关系，生产关系要适应生产力的发展状况。所以，我们在分配中究竟什么时候强调效率、什么时候突出公平，必须依据当时的经济发展水平。离开当前的经济发展实力和经济发展水平，抽象地谈论谁先谁后，没有实际意义。改革开放之初，由于生产水平长期停滞不前，人民生活水平长期得不到提高，广大人民群众的积极性和创造性受到挫伤，在这种情况下，就应该将效率放在优先位置。正如邓小平所说："如果不管贡献大小、技术高低、能力强弱、劳动轻重，工资都是四五十块，表面上看来似乎大家都是平等的，但实际上是不符合按劳分配原则的。"① 正是在这一思想的指导下，在改革开放的进程中，我们把发展经济、提高效率作为发展的重点，实行了让一部分人、一部分地区先富起来的政策，极大地激发了人们的积极性，使经济迅速增长，人民生活水平有了很大提高，综合国力大幅增强。随着经济的快速发展，我们党也越来越认识到在继续强调效率的同时，必须更加注重社会公平。邓小平在1992年南方谈话中提出了注重社会公平的初步思路，"就是先富起来的地区多交点税，支持贫困地区的发展。当然，太早这样办也不行，现在不能削弱发达地区的活力，也不能鼓励吃'大锅饭'。什么时候突出地提出和解决这个问题，在什么基础上提出和解决这个问题，要研究。可以设想，在本世纪末达到小康水平的时候，就要突出地提出和解决这个问题"。因此，我们要根据经济发展的水

① 《邓小平文选》第3卷，人民出版社1993年版，第30—31、374页。

平，正确处理效率与公平的关系。

当前，我国进入了全面建设小康社会、加快推进社会主义现代化的新的发展阶段。在这一新的历史时期，应如何处理效率与公平的关系呢？笔者认为，要更加注重社会公平，继续强调效率。

要更加注重社会公平，原因在于：第一，从社会主义的价值目标来看，维护和实现社会主义社会的公平是我国社会经济发展的基本价值取向。第二，从社会不公平造成的后果来看，日益严重的社会不公平现象，必将影响中国经济的健康发展和社会的稳定。社会不公平现象会造成社会各个群体之间的摩擦和矛盾，当这种矛盾积累到一定程度时，势必引发或加重其他一系列的社会问题，造成社会的不安甚至是动荡。第三，从国家经济实力的角度来看，进一步维护和实现社会公平的时机条件已基本成熟。经过 30 多年的改革和发展，我国的经济总量、综合国力大大增强。2009 年，我国国内生产总值达到 33.5 万亿元，比 1978 年增长近 12 倍。2010 年，我国国内生产总值超过日本，成为世界第二大经济体。经济实力的增强为我国解决多年积累下来的贫富不均问题奠定了物质基础。

要继续强调效率，这是因为：第一，在社会主义初级阶段，发展生产力是我们的主要任务。发展生产力的途径就是提高效率。尽管我国经济有了较快发展，效率也有了很大提高，但经济落后和效率不高的情况仍未根本改变。第二，在市场经济规律的作用下，市场主体必然把效率放在第一位，由此它才能在市场竞争中立于不败之地。效率也只有在市场经济条件下才能得以实现。因此，为了遵循市场经济规律、保护市场主体的积极性，必须继续强调效率。第三，只有继续强调效率，才能进一步推动我国经济的发展，提高人民生活水平，才能有效解决包括贫富差距过大在内的一切社会矛盾和问题。[①]

### （三）城乡医疗保险的公平性

按照差别原则，当社会和经济的不平等有利于社会最不利的群

---

① 黄艺羡：《关于社会公平的几个理论问题》（http://www.sinoss.net/2011/0801/34886.html）。

体的最大化利益时，这些不平等是被允许的，而且它更多地代表社会弱势群体，如贫者、弱者的利益。因此，医疗资源的分配和医疗政策的制定应该有利于社会弱势群体利益的提高。与此同时，罗尔斯认为，第一原则置于第二原则之前，即平等原则优于差别原则，希望通过平等性来谋求社会秩序及其稳定。

根据罗尔斯的观点，社会应当纠正由于出身、自然禀赋和社会地位不同所导致的不平等现象，改善由于这些因素所导致的处于社会不利地位的社会成员的境遇。因此，实现人人获得基本医疗保障的平等权利的前提是拥有公平的医疗制度。这在理论上为实现城乡医保一体化，消除城乡差别，实现公平正义地接受医疗资源提供了一定的理论支持和政策建议：在国民权利平等的前提下，实行差别平等的社会政策，使处于社会有利地位和不利地位的人都能够分享经济发展和社会进步带来的成果。

公平正义是实现和谐社会的基本条件。党的十七大报告中提到："通过发展增加社会物质财富、不断改善人民生活，又要通过发展保障社会公平正义、不断促进社会和谐。"党的十八大报告全文倡导富强、民主、文明、和谐，自由、平等、公正、法治，爱国、敬业、诚信、友善的社会主义核心价值观，强调"坚持以人为本、全面协调可持续发展，提出构建社会主义和谐社会"，"着力保障和改善民生，促进社会公平正义，推动建设和谐世界要坚持全覆盖、保基本、多层次、可持续方针，以增强公平性、适应流动性、保证可持续性为重点，全面建成覆盖城乡居民的社会保障体系"。实现城乡医保一体化，消除城乡差距，使全民共享社会成果，是构建和谐社会的应有之义。

要实现社会医疗保险制度的公平性目标必须考虑可及性原则与可支付性原则，二者缺一不可。可及性原则是指参保者寻求并且获得医疗卫生服务的难易程度一样，都可以便利地得到所需要的医疗服务。近年来，随着新农合和城居保的建立与发展，医疗保险制度的覆盖率不断提高，绝大部分人享有医疗保障。虽然目前实现了制度上的全覆盖，但是由于不合理的城乡医疗资源配置导致城乡居民在实际享有医疗服务的可及性上存在着严重的不公平，广大农村地区无论是在医疗机构设备、设施条件等硬件方面还是在医疗卫生技术人员等软件方面都远远落后于城市，农民只能选择低水平的医疗服务或者选择花费更高的成本去城市接受较高水平的医疗服务。

即便满足了医疗服务的可及性原则，但是由于人的支付能力是受到限制的，不一定能真正利用合适的医疗服务，享有公平的健康结果。以三项医疗保险制度的报销比例为例，城镇职工基本医疗保险要远高于新农合和城居保，低收入者虽然缴费参保，但在患大病时常常因难以负担自付费用而无法利用到必需的医疗服务，由此导致了所谓的"穷人补贴富人"的现象。即使有部分低收入者通过举债负担自费部分享受到必需的服务，也往往在病愈后使整个家庭陷入经济困境，即导致了"因病致贫、因病返贫"的现象。我国多元分割的医疗保险制度并没有起到收入再分配注重公平、缩小城乡差距的作用，反而进一步拉大了贫富差距，没有实现社会保障追求公平的本质目标。

# 第三章

# 我国城乡医疗保障制度的历史演进

## 一 我国医疗保险制度发展历程

### （一）我国早期医疗保障体系发展概况

公费医疗（即由机关事业单位为其职工所提供的医疗保障）、劳保医疗（即由城镇国有企业以及集体企业为其职工所提供的医疗保障）、合作医疗（即针对农村而言）这三部分是我国早期的医疗保障体系的组成部分，而公费医疗和劳保医疗则作为我国早期医疗保障体系的主体部分。

1. 我国早期医疗保障体系的建立与演变

（1）劳保医疗制度的建立与演变

《中华人民共和国劳动保险条例》可以作为我国劳保医疗制度的起源，这个条例是于1951年2月由政务院公布试行的，于1953年修订公布的。国有企业职工作为劳保医疗的主要享受对象，对于职工在集体所有制企业（县级以上）工作的，可以参照国有企业的医保制度执行。此保险条例在医疗方面（工伤除外）企业职工所享有的待遇做了如下规定：第一，企业负担职工患病或非因公负伤所需的医疗费用，其中包括普通药费、住院费、手术费。职工本人则需负担贵重药费、住院的膳食费、就医的路费。企业可以对于经济状况确实有困难的职工予以酌情的补助，医院决定患者的治疗是否应该住院或者转院。第二，企业根据因病或非因公负伤的职工停工医疗的时间给予不同的工资补助，6个月以内的停工就医职工，根据其工龄长短，支付其本人工资的60%—100%；6个月以上的停工就医职工，在职工可以重新工作、确定残疾、确定死亡之前，企业则需按月给予其本人工资 40%—60% 的救济费。第三，对于确定为残疾的职工（除恢复劳动能力、丧失部分劳动能力但仍可以工作、死亡外），企业需要根据其饮食起居是否需要他人扶助来给付其救济费，需要者为其工资的 50%，不需要者为其工资的 40%。第四，企业还需承担职工供养的直系亲属患病时医疗费的 1/2，具体承担项目参照职工医保项目。

《改进劳保医疗制度管理的通知》可以作为响应公费医保改革的劳保医疗改革，这是于 1965 年由国家卫生部、财政部、劳动部等部门在对中央的批示中所出台颁布的。《关于改进企业职工劳保医疗制度几个问题的通知》对劳保医疗进一步做了新规定，这是于 1966 年 4 月由国家劳动部和全国总工会联合颁布的，增加了职工个人负担的内容，包括职工在指定医院就医时的挂号费和出诊费。有关基金管理等方面的政策，国家有关部门在 1977 年后又陆续做出一系列规定，进一步明确了企业职工提取福利基金的渠道与比例。

随着经济的发展，企业劳保医疗的经费来源出现了困境，企业职工的福利基金出现赤字的问题。为解决这些方面的问题，1992 年至 1993 年，财政部规定企业要提取职工的福利费用于企业的医疗卫生开支，提取数额规定为工资总额的 14%，并分别计入企业成本。

（2）公费医疗制度的建立与演变

《中央人民政府政务院关于全国各级人民政府、党派、团体及所属单位的国家工作人员实行公费医疗预防的指示》可以作为国家建立公费医疗制度的起源，这项制度于 1952 年由政务院颁布。公费医疗的享受对象比较广，不仅包括为国家政治、经济、教育、卫生、文化等事业建设所服务的国家工作人员，也包括在校学生（高等院校）以及伤残军人（二等以上）。公费医疗提供他们的大部分医疗费用（其中医药费全部提供），个人只需支付挂号费，但营养滋补药品、整容矫正不算作医保之中。国家预算拨款提供公费医疗的全部经费，而对于经费的保管可由各级政府或单位自行决定。

《国家工作人员公费医疗预防实施办法》由政务院在 1952 年批准发布，进一步明确了公费医疗享用对象。公费医疗人员外地就医的报销制度于 1964 年由卫生部和财政部所颁布的文件经国务院批准，做了明确的规定：外地就医的路费在经批准的条件下参照差旅费给予报销。公费医疗中的自费药品的相关规定于 1974 年由卫生部和财政部做出规定，并于 1977 年将范围做了进一步规定。为解决 20 世纪 70 年代末期公费医疗制度的问题，国家从卫生事业费中将公费医疗经费单列出来。

《关于公费医疗两个问题的复函》和《关于公费医疗几个问题的答复》的先后下发作为解决公费医疗日益凸显的问题，这是在 1979 年由国家卫生部和财政部颁布的。其中又规定了公费医疗的相关问题：第一，对于原来不享受公费医疗，但符合国务院退休办法的且退休金由民政部门发放的事业单位职工，仍可以享受由当地公费医疗管理部门报销的公费医疗待遇，而单位则需要报销由本单位发放退休金的职工的医疗费用；第二，原单位不负责报销带工资大学生的医疗费，而转由其学位所在地办理；第三，公费医疗的开支不包括打架斗殴、交通肇事、医疗事故造成的伤残，本人或肇事者单位应视情况负担上述情况所产生的医疗费；第四，计划生育手术费用应列入公费医疗经费的开支中，而且还应包括手术后遗症的治疗费；第五，医疗费用从原单位其他费用支出而不能由公费医疗支出的对象包括已开除公职或劳动教养人员；第六，对于退休后异地安置的原享受公费医疗人员，公费医疗则由新居住地的卫生部门进行重新安排。《关于进一步加强公费医疗管理的通知》明确了公费医疗制度改革的方针，此通知于 1984 年经卫生部和财政部联合发出，明确提出公费医疗的原则要坚持分级分工、管理机构和规章制度要尽快建立健全、享受范围和报销规定要严格执行等。

（3）农村合作医疗制度的建立与演变

随着农业合作化的发展，出现了农村合作医疗制度，而经农业生产合作社的举办，在山西、河南、河北等农村地区出现了保健站。山西省高平县米山乡于 1955 年年初建立合作医疗制度，保健站是在乡政府的领导下由农业生产合作社、农民群众、医生共同筹资建立的；每个农民在自愿的原则下缴"保健费"2 角钱，保健服务、挂号费、出诊费则可免费享受，预防为主、送医送药上门则是保健站坚持的宗旨，村民的预防与治疗工作则是由医生分片负责；保健费的缴纳、15%—20%农业社会公益金的提取、药品利润为主的医疗业务收入作为保健站的主要经费来源，保健站医生的报酬则是由计工分和发现金相结合的方式来解决，山西省这一做法得到了国家的认可并在随后得以广泛推广。

"人民公社化"实现以后，合作医疗制度在1958年得以较快的发展。在全国农业生产大队举办下，合作医疗制度于1962年达到40%以上（见表3—1）。在国民经济发展的困难时期，农村合作医保由于农民无力缴纳保健费而经受了很大的打击，合作医疗制度在一些地方甚至陷入了停顿。

"合作医疗"首次列入宪法是于1978年全国五届人大会议通过的，而于1979年《农村合作医疗章程（试行草案）》在卫生部、财政部和农业部制定下发下，进一步规范了合作医疗制度。

表3—1　20世纪50年代末到80年代末传统农村合作医疗覆盖率

| 年份 | 农村合作医疗覆盖率（%） | 年份 | 农村合作医疗覆盖率（%） |
|---|---|---|---|
| 1958 | 10 | 1980 | 68.8 |
| 1960 | 32 | 1982 | 52.8 |
| 1962 | 46 | 1984 | 7.6 |
| 1968 | 20 | 1985 | 5.4 |
| 1976 | 90 | 1986 | 4.8 |
| 1978 | 82 | 1989 | 4.8 |

资料来源：沈寿文：《政策与法制——农村合作医疗制度演进浅论》，中国社会科学出版社2007年版。

为逐步建立新型农村合作医疗制度提出新思路，《中共中央、国务院关于进一步加强农村卫生工作的决定》于2002年10月颁布。这项决定将因病致贫、因病返贫等问题提出了解决的构想，自愿是坚持的首要原则，筹资机制则是由个人缴费、集体扶持、政府资助相结合的形式，在各地试点取得经验后，再进行广泛推广，

2010年农村居民基本被新农合制度覆盖。

随着全国展开的新农合试点工作，为规范新农合的目标与原则等问题，2003年1月在卫生部、财政部和农业部联合下发布了《关于建立新型农村合作医疗制度的意见》，明确对新农合的资金管理、筹资标准做出了规定，对新农合的组织实施管理、医疗服务管理也做出了相应的标准。合作医疗的进步与发展是由低层次保障向高层次的转化，这是新农合的意义，也是初级阶段的农村医保制度。

2. 我国早期的医疗保障体系评价

为了适应原有的计划经济体制而制定的传统医保制度，在特定的历史阶段对于人民健康起到了保障作用、对于医疗卫生事业起到了推动作用、对于社会稳定起到了维护作用，但随着社会的发展，在建立了社会主义市场经济以后，医保制度的改革和调整却处于滞后阶段。传统医保制度的弊端在市场经济下已日益凸显，主要体现在：福利制度统包统揽的弊端表现在缺少自我保障和约束的单位和个人；非社会管理的弊端是由单位自我保障所带来的，缺少稳定的筹资机制致使不同单位负担畸形、苦乐不均的职工待遇；缺少第三方制约的医疗与保险一体化的运作。

运行40多年来的制度由于本身存在的问题，造成花费高、效率低的结果，具体表现在以下几个方面。

（1）医疗保障覆盖面窄

国家机关、事业单位职工和全民企业职工作为20世纪50年代公费医疗和劳保医疗制度的适用对象，虽有近1.5亿较高的绝对数，但只有还不到12%的全国人口所占比例，即使加上家属，在全国人口中的比例也达不到20%。这些数据充分说明覆盖面过窄的医保制度，既不能保障合理的流动劳动力，也不能使医保制度的需要得以有效地适应。

（2）国家和单位对职工医疗费用包揽过多

公费医疗制度中职工对于医疗费用不负担或者少负担，这使得很大一部分企业在公费医保制度实行的后期难以按其规定执行，绝大多数企业采用定额包干或报销按比例等方法来解决企业对于医保上的重负，但是对于报销的金额上，到后期只有每年几十元钱的报销额，而一些困难的企业对职工的医疗费的报销常年存在心有余而力不足的状况。

（3）医疗费用增长过快，浪费严重，财政和企业不堪重负

1978—1997 年，全国职工医疗费用由 27 亿元增长到 774 亿元，全国职工医疗总费用增长了 28 倍，而财政收入只增长了 6.6 倍，全国职工医疗总费用年均增长 19%，而财政收入年均增长 1.1%，其中医疗费用支出中，不合理的支出占很大一部分。在利益的驱动下，医疗单位乱收费、高收费，同时利用贵重药物的经销、不必要的医疗检查等来牟取利润，而缺乏节约意识的职工，在医疗费的使用中，也存在很多不合理现象。随着逐年增多的离退休人员、保健意识在人们心中逐渐提高、不断进步的医疗技术等因素造成了医疗费的上涨，但造成这种现象的根本原因在于医疗卫生管理体制上的漏洞和高福利的职工医保。

（4）与社会主义市场经济体制存在冲突和矛盾

就业、养老、医疗和住房等的社会责任主要由国有企业承担，而不同的企业单位和事业单位之间在公费医疗上属于单位"自保"，而没有可调剂性，这就加重了国有企业的负担，在激烈的市场竞争中，举步维艰的国有企业在医保制度的影响下，改革难以深化、职工流动形成阻碍。成长于经济市场改革洪流中的非公有制企业，由于医疗保障的缺失，使之对市场经济体制的需要难以得到适应。

（5）缺乏合理的医疗经费筹措机制

缺乏统一标准依靠各地财政拨款的公费医疗经费，总会随着各地财政收入而浮动。随着经济体制改革的深入，逐步走向自主经营、盈亏自负的国有企业，与计划经济体制下"统包统配"的劳保医疗经费相比，在企业经营效益不好时，不同于计划经济时期可由其他主管部门补贴，企业医疗费按一定比例从工资总额中提取，在企业亏损时只能减少职工医疗费用的支出。企业职工由于享受由国家和单位包揽的公费医疗和劳保医疗，缺乏积累医疗资金的意识，随着年龄增长，身体状况日益欠佳而需要支付大量的医疗费用时，由于年轻时缺少对医疗经费的积累使之对此难以承受。

（6）医疗管理和服务社会化程度低

自行管理和使用、以企业为单位提取的医疗经费，由于社会统筹未对企业医疗经费进行调剂而作为企业的自我保险，风险分担明显缺乏，外资企业、股份制企业、私营企业由于没有被劳保医疗所覆盖，造成与国有企业间不平衡的负担，国有企业在与这些企业进行竞争时明显处于劣势地位，劳动者的合法权益难以得到保护、劳动力难以得到合理的流动、公平竞争难以实现。

**（二）我国现阶段医疗保障发展状况**

1. 城镇职工基本医疗保险制度

迄今为止，城镇职工基本医疗保险制度经历了四个阶段。

（1）"两江"改革试点（1994—1996 年）

十四届三中全会后，1994 年江苏省镇江市、江西省九江市在国务院的决定下作为试点，探索改革全国医疗保险制度。两江作为试点，主要改革在于结合个人账户与社会统筹。

劳动部、卫生部等有关人员在国务委员彭佩云的带领下，于 1994 年年初对镇江、九江两市的医疗改革进行视察并部署了后期工作，成立了镇江市和九江市联络小组。该小组主要由劳动部、卫生部、国家体改委、国家计委、财政部等组成，协助改革试点工作。暨 1994 年 4 月 14 日江西省《关于职工医疗制度改革的试点意见》印发之后，镇江市的《镇江市职工医疗制度改革实施方案》也相继出台，九江市的《九江市职工医疗社会保险暂行规定》于 1994 年 11 月 18 日得到国务院的批复，并于当年 12 月起实施。

（2）扩大改革试点（1996—1998 年）

《职工医疗保障制度改革扩大试点意见》在 1996 年 4 月镇江召开的"全国职工医疗保障制度改革扩大试点工作会议"上得以传达和部署。40 多个城市的医改方案在全国 58 个城市申请参加试点中获得批准。扩大试点的目的：一是为新型职工医保制度在全国得以推行而积累经验、完善方案所打下的坚实基础；二是做好必要的实践准备，为全国推行职工医改获取宝贵的改革经验，使之最后得以推行。

　　各地在借鉴"两江"试点的经验基础上，做了大量有益的探索，以实现改革的目标。《关于职工医疗保障制度改革扩大试点的意见》规定了建立覆盖城镇全体劳动者、结合社会统筹医疗基金与个人医疗账户、适应当前经济的职工医疗改革目标。

　　中央指导各地试点应坚持的原则有：①基本医疗在城镇全体劳动者中得以覆盖，且要形成比较完善的社保体系；②医疗保障不仅要适应我国现行的社会承受能力，而且费用要由三方即国家、单位、职工共同负担；③为调动职工积极性，职工对社会所做出的贡献要公平和效率地与其所享受的医疗保障相结合起来；④为建立现代企业制度，医保制度改革要减轻企事业单位的社会负担、要转换国有企业的经营机制；⑤为医疗服务质量和工作效率的提高，要逐步建立起对医患双方的制约机制、深化医疗机构的改革、内部管理要不断加强、浪费现象要得以遏制、医疗机构的补偿机制也要逐步地建立健全；⑥为医疗资源的优化配置得以实现以及合理利用，要有计划、有步骤地推动企事业单位医疗机构社会化，区域卫生的规划也要逐步推进；⑦对于职工医疗保险基金的管理上可以实行使用的分别管理、核算的独立、同一筹集方式与基本结构，按照统一的政策同步改革公费医疗制度和劳保医疗制度；⑧为保证资金使用的合理性，对其管理和监督要加强，保险基金的标准规章可由政府主管部门制定，而相对独立的社会保险事业机构则可以承担收缴营运等工作，从而做到政事分开；⑨专款专用、预算内管理是职工医疗保险基金的基本原则，不得用于财政预算的平衡，更不得私自挪用、私自挤占；⑩职工所在企事业单位属于中央和省（自治区、直辖市）这两级机关的社会保险，缴费标准和改革方案要执行所在地社会保险，即属地原则。

　　（3）建立城镇职工基本医疗保险制度（1998 年）

　　城镇职工的基本医疗保险制度在 1998 年全面开始。由国务院颁布的《关于建立城镇职工基本医疗保险制度的决定》（国发〔1998〕44号）中，主要要求的基本医疗保险制度是，要在全国范围内建立与社会主义初级阶段生产力发展水平相适应，并且能够覆盖全体城镇职工，社会统筹和个人账户相结合的制度，在此基础上，确定了关于改革中国医疗保险制度的基本原则、基本目标与主要政策。

第一，建立社会医疗保险的初衷就是为职工提供更加有效的制度保障。尽管在以往关于劳动者的医疗保障方面，公费和劳保医疗制度为中国的劳动者提供了很多医疗保障，但是，随着改革开放以来，中国的市场经济体制形成并开始发展后，这种公费和劳保医疗的单位保障，在制度方面上的局限性日益凸显。这种制度脆弱的抗风险能力的原因是基金互济能力差和覆盖面窄。患者医疗保障的名存实亡，在改革之前，是由于差异化以及不平等的待遇在不同地区、所有制、行业以及单位之间存在。企业破产的原因可能是由于职工发生的一场大病；享受劳保医疗和公费的人虽然更多，然而，有关报销的医疗费找单位和政府，去上访和告状频发的事件都是因为看不起病的职工的医疗费用没有得到报销。

第二，有关改革城镇职工的医疗保险制度的重要目标是建立可持续的医疗保障制度。不可避免的医疗费用的上涨趋势是在层出不穷的情况下，如人口老龄化、人类疾病谱的变化和新药高科技检查设备产生的。经济、社会以及政治风险的发生，则可能是由于处理不好有限的资源与无限需求的矛盾。我们寻求可持续发展道路是迫于 20 世纪 90 年代末的形势。统计数据显示，与 1978 年改革初期相比，1997 年有 773.7 亿元的全国职工医疗费用，与同时期 11% 的年递增共增加 6.6 倍的财政收入相比，医疗费用 19% 的年递增共增加了 28 倍，由此可以看出财政增速远低于医疗费用的增速，从而逐渐加重了财政支出的负担。因此，医疗费用的支出就需要寻求一些社会筹资来分担财政压力。与此同时，承担无限责任并且有着严重匮乏资源的单位，没有制度优势的费用控制和政策约束的缺乏都是由于以单位依托的高福利公费以及劳保医疗制度的实行。公费、劳保医疗的普遍问题就是支付不足。引发职工极大不满的原因就是职工医疗费用被单位拖欠和数年得不到报销。

（4）三改并举（2000 年以来）

同步推进的医疗保险、医疗卫生体制和药品流通体制改革始于 2000 年。体制性障碍的医疗卫生服务和医疗保障制度是改革解决的重点。2000 年 7 月国务院召开上海会议，"三改并举"是第一次提出的改革思路，三项改革，即有关城镇职工基本医疗保险制度、医疗卫生体制改革以及药品流通体制被要求同步推进。青岛会议于次年7月召开，国务院再次对三项改革问题进行讨论。但因孤军深入，使得发展城镇职工基本医疗保险制度困难重重。虽然如此，作为一种已经形成基本框架并逐渐完善的保障制度的城镇职工基本医疗保险，却由于十多年的奋斗，已经建立起来。

其主要内容如下：

第一，城镇职工基本医疗保险的实施范围和统筹层次。城镇所有的用人单位（包括各类机关企事业单位和民办非企业单位）及其职工和退休人员是城镇职工基本医疗保险的实施范围，城镇灵活就业人员和农民工在政策规定上也涵盖在制度范围内。原则上以地级城市为统筹单位的基本医疗保险，其以县为统筹单位也是被允许的。参加统筹地区的基本医疗保险，执行当地的统一制度和政策是中央、省属单位都应按照属地管理原则遵循的。

第二，基本医疗保险缴费。单位和个人共同缴纳基本医疗保险费。当地工资总额的6%左右是用人单位缴纳的，而本人工资的2%的比例是个人缴费的水平。各地政府在各方面实际负担能力、经济发展水平和医疗消费水平各不相同，因此在各个统筹地区则应具体问题具体分析。

第三，医疗保险统筹基金和个人账户。统筹基金和个人账户是基本医疗保险基金的两个部分，统账结合的制度模式是其基础。个人缴纳的部分全部计入个人账户的2%的本人工资和在各地不同疾病支出风险的基础上所划入个人账户的30%的单位缴费，这两个部分构成了个人账户资金的来源。可结转和继承并归个人使用的个人账户主要支付门诊（小额）医疗费用。住院（大额）医疗费用是由统筹调剂的社会保险经办机构的统筹基金支付的。职工每年平均工资的10%左右是当地统筹基金支付的起付标准，按一定比例支付的统筹基金是超过起付标准以上的部分，4倍左右的当地职工年均工资是年度内支付的最高限额。各种途径，如职工大额医疗费用补助实行、企业补充医疗保险、公务员医疗补助、商业医疗保险和社会医疗救助都是超过封顶线费的解决方法。

第四，医疗服务管理机制。医疗服务范围、机构、费用结算的管理是基本医疗保险服务管理的主要内容。①除了用药诊疗项目作为基本医保服务范围管理的内容外，还有医疗服务设施等的管理。②定点管理的医药机构是那些可以提供医疗保险服务的机构，对其资格的审定要实行定点管理，参保人员需在这些取得定点资格的医药机构就医购药，定点医药机构需要同医疗保险经办机构签订相关协议。③管理医疗保险费用的结算有如下规定，多形式的医疗费用结算可以按照项目、住院床日、就诊（住院）次均、病种等进行付费，参保人员和医疗机构结算医疗费用的依据是与医疗保险经办机构签订的协议。

第五，国家公务员医疗补助和职工大额医疗费用补助。

为了使国家公务员原本应该享有的医疗待遇能够得到保证，不仅应该实现基本医疗保险覆盖国家公务员，医疗补助经费应该按照实际支出的基本医疗和公费医疗保险筹资水平来筹集资金，并且财政预算应该包含此类资金。而且对于一些其他费用，例如医疗费用在公务员封顶线以上的部分、由个人支付的一些医疗费用和享受一些医疗照顾服务产生的费用等也应该按照一定比例给予补贴。对于一些并没有享受到医疗补助的职工群体，应该对于医疗产生的较大额度的费用进行补贴，这主要是为了能帮助职工解决那些超过医疗保险封顶线以上的部分。建立职工的补充医疗保险也可以作为企业的一项措施，数额在工资总额4%的成本部分可以用于此类保险的所需经费。

第六，有关人员的医疗保障政策。

①原待遇不变人员除离休干部之外，还包括老红军、二等乙级以上革命伤残军人。②参加基本医疗保险的退休人员，享受以下方面的照顾：费用不由个人缴纳，个人账户比在职职工多计入，个人自付比例在统筹基金支付范围内的部分低于在职职工。③再就业服务中心为下岗职工以代缴包括单位缴费和个人缴费在内的费用，数额按当地缴费率基于当地职工平均工资的60%为基数。④对于灵活就业人员也可以享受统筹基金支付待遇，个人缴纳相应的医疗保险费用，而不必强制建立个人账户。⑤参加医疗保险的农村进城务工

人员应该按照"低费率、保大病、保当期"的办法执行。城镇职工基本医疗保险制度的建立，是我国医疗保障制度重大变革的标志，由公费、劳保医疗福利保障制度到社会保险制度的历史性转变已经基本完成。截至 2006 年 6 月，在 14527 万的参保人数中，职工占 10587 万人，退休人员占 3940 万人。已经参加了医疗保险的人员在原公费、劳保医疗覆盖人员中比例非常高，企业职工和退休人员达到 77%，机关事业单位职工和退休人员达到了 85%。

2. 农村合作医疗

自新中国成立以来的中央文件中，关于解决农村卫生问题的第一个文件《关于进一步加强农村卫生工作的决定》于 2002 年 10 月颁布实施，这项文件对农村卫生工作做了明确指示，确定了其目标、重点和主要措施。新型农村合作医疗制度，以及农村医疗救助制度的建立和完善，文件都给出了明确的指导意见，各地应先建立试点试行医保改革，在试点实行的过程中不断总结经验，在试点取得成功后借鉴经验，从而推广到全国范围。在新农合和农村医疗救助工作过程中，政府要给予大力的支持。中西部地区的农民参加新型农村合作医疗的，中央财政和地方财政从 2003 年起都要安排医疗补助资金，补助金为中央财政人均每年 10 元，地方财政人均每年高于 10 元。

从 2003 年起，新农合医保制度依据《中共中央、国务院关于进一步加强农村卫生工作的决定》展开了试点工作，截至同年 9 月，中西部试点县有 74% 约 4351 万的农民参加了新型农村合作医疗。同年，浙江、湖北、云南和吉林被国务院确定为试点省，全国试点县在这四省中各选一个县来着重抓。试点工作积极稳妥地展开与扎扎实实地进行着，国务院的新农合部际联席会议对浙江、湖北、云南和吉林进行深入的调研并召开专家座谈会听取工作汇报，《关于进一步做好新型农村合作医疗试点工作的指导意见》的拟定进一步明确了新农合的基金管理等问题，互助共济为新农合的基本性质、自愿参加为新农合的基本原则、大病统筹为新农合的重点。"扎扎实实做好新型农村合作医疗试点工作"由吴仪同志于同年 12 月在全国新农合工作会议上提出，并对前期试点工作进行了深刻的总结。《关于进一步做好新型农村合作医疗试点工作的指导意见》的下发，指导各试点结合自身现状制订下一步工作方案。

全国 30 个省、自治区、直辖市于 2004 年 6 月 30 日对 310 个县（市）作为试点进行了启动工作，在 72.6% 的参合率下，约 6899 万农民参加了新农合，9504 万农业人口被覆盖。同年 10 月又一次召开试点工作会议。

而中西部地区在 22 个省中筛选 233 个县作为试点，并且启动了试点工作，在 71.5% 的参合率下，约 4524 万农民参加了新农合，6331 万农业人口被覆盖，10.9 亿元的农民个人缴纳费用，其中 4.32 亿元由集体和其他渠道支持筹集，15.01 亿元的各级政府拨款补助，共有 30.23 亿元全国新农合资金。在中西部地区则有 5.13 亿元的个人缴费、3.93 亿元的中央财政补助、5.04 亿元的地方财政补助、6188 万元来自其他渠道的支持，共筹集 14.71 亿元的新农合资金。这些都使得各试点的工作在这一年多来逐见成效。在全国新农合试点工作会议上，吴仪同志着重强调了对试点经验的实事求是和认真总结，提出要对仍有问题存在清楚的认识，中央的要求与当地政府的思想要达到高度统一，对试点工作方案的调整要结合自身不断的实践，同时为了试点工作顺利展开，当地政府对配套政策和措施也要做出相应的完善，同时也要依据当地情况而适当地扩大试点，这些都是新农合全面建立的坚实基础。

新农合试点根据会议的要求也在逐渐增加。全国 21% 的县（市、区）参保约 1.63 亿农民，在 2005 年 6 月顺利推行了新农合的试点。同年 9 月在南昌，又一次召开的试点工作会议为新农合的健康发展起到了推动作用。吴仪同志在会议上再次强调了国务院部署和要求的加快新农合制度的切实贯彻落实。并且为推进新农合健康发展，要增加力度、增快速度、勇于突破难点，为推进新农合起到积极的作用。40% 和 60% 的试点县的覆盖面积的扩大要在明后两年内完成，并且财政支持新农合的力度也要随之加大。中西部地区农民参加新农合的补助从 2006 年起人均从以前的 10 元提高至 20 元，同时地方政府提供的补助标准也要依据个人情况适当提高，中央财政的补助范围也要扩大到东部地区的困难县以及以农业为主的中西部城市。

《关于加快推进新型农村合作医疗试点工作的通知》（卫农发〔2006〕13号）于2006年年初，由卫生部、国家发改委、民政部、财政部、农业部、国家食品药品监管局、国家中医药局在总结第101次国务院常务会议以及2005年新农合试点工作会议所传达的精神后联合发布。此文件强调了新农合医疗试点扩大的必要性，从2006年起，力度增大、进度增快要在相关政策中进行调整。除了上述明后两年40%和60%的扩大试点外，全国新农合医保制度要在2008年得到基本推行，新农合农村居民基本覆盖的目标要在2010年基本实现。有1369个全国试点县在2006年3月31日前基本达到，全国47.8%约4.74亿农业人口享受了新型农村合作医疗制度，79.1%的参合率，3.74亿人后参加合作医疗，在总筹资额为88亿元（不含中央财政补助）的新农合经费中，有48.11亿元的个人缴费、34.9亿元的地方财政补贴，这些都表明了新农合试点的快速发展和目标的基本完成。

党和国家近年来对农村工作的一个重点就是新农合制度的建设与推进，新农合制度的建立与发展也是建设社会主义新农村的重要内容。从每年新农合工作会议的召开可以看出党中央和国务院对此的重视，每年召开的新农合会议都是评估本年度本试点的具体工作状况，相关政策文件的出台都是以每年的工作会议的精神为依据，指导并推进了新农合工作的开展。

3. 城镇居民基本医疗保险

城镇居民医疗保险的主要对象是没有工作的居民以及没有参加城镇职工医疗保险的未成年人。我国城镇职工基本医疗保险制度于1998年开始基本建立，其目标是城乡全体居民的医保达到基本的覆盖，城镇居民基本医疗保险制度于2007年在国务院的决定下开展试点工作，城市试点个数的选择根据各省份的不同而制定，一般在2至3个，扩大试点工作在2008年进行，2009年的目标是80%城市试点，全体城镇非从业居民的逐步覆盖工作在2010年在全国推开。

（1）责任范围

城镇居民基本医保基金的报销必须在定点的医疗机构与药店，其报销的范围如下：①治疗需要住院从而产生的医疗费用；②前7日内后转入住院治疗的留院观察的急诊病人所产生的医疗费用；③有关的特殊病种在符合城镇居民规定的条件下所产生的医疗费用；④其他符合规定的费用。

（2）缴费和补助

政府补助为辅，家庭缴费为主是城镇居民基本医疗保险的基金来源。基本医疗保险费由参保人员按规定缴纳，参保人员享受的医保待遇也按相应的规定执行，用人单位在有条件的情况下，补助职工家属缴纳参保费，同时国家在税收政策上对于个人缴费和单位补助给予相应的鼓励。

政府每年给予试点城市的参保居民人均高于40元的补助，中西部地区参保人员的补助从2007年起由中央财政专项转移支付人均给予20元；政府每年在此基础上对需要家庭缴费的低保对象或重度残疾的学生和儿童每人每年的补助不少于10元，对于中西部地区则由中央财政人均另补5元；政府对于需要家庭缴费的其他低保对象、丧失劳动能力的重度残疾人、低收入家庭60周岁以上的老年人等困难居民每年补助人均不少于60元，中西部地区则由中央财政承担人均另补30元。财政部、民政部等共同研究财政补助的具体方案，各级政府也要将补助经费纳入财政预算。

（3）费用支付

住院和门诊大病医疗支出作为参保居民城镇医保基金的重点支出，可以在有条件的地区逐步试行门诊医疗费用的统筹。补充医疗保险、商业健康保险可以作为其他方式用于解决其他费用，除此之外，还有医疗救助和社会慈善捐助等。城镇居民医保财政补助标准的逐步提高则是由人力资源和社会保障部决定，并于2014年4月25日实施，除了320元人均的提高费用外，个人缴费标准也做出相应的调整。

综上，我国基本医疗保险制度的变迁如表3—2所示。

表 3—2　　　　　　　　　我国基本医疗保险制度的变迁

| 时间点 | 政府文件 | 标志 |
| --- | --- | --- |
| 城镇职工基本医疗保险 | | |
| 1951 年 | 《中华人民共和国劳动保险条例》 | 我国劳动保险保健制度的确立 |
| 1952 年 | 《关于各级人民政府、党派、团体及所属事业单位的国家工作人员实行公费医疗预防措施的指示》 | 我国公费医疗制度的确立 |
| 1993 年 | 《中共中央关于建立社会主义市场经济体制若干问题的决定》 | 我国城镇医疗保险进入新旧体制的替换 |
| 1994 年 | 《关于职工医疗制度改革的试点意见》 | 开展"统账结合"的社会医疗保险制度的试点 |
| 1998 年 | 《关于建立城镇职工基本医疗保险制度的决定》 | "低水平、广覆盖、双方负担、统账结合"的城镇职工基本医疗保险 |
| 城镇居民基本医疗保险 | | |
| 2006 年 | 《中共中央关于构建社会主义和谐社会若干重大问题的决定》 | 建立以大病统筹为主的城镇居民基本医疗保险 |
| 2007 年 | 《关于开展城镇居民基本医疗保险试点的指导意见》 | 建立"低水平、广覆盖、居民自愿、属地挂靠、统筹协调"的城镇居民基本医疗保险 |
| 农村合作医疗保险 | | |
| 1955 年 | 山西省高平县米山乡建立第一个医疗保障站 | 我国农村合作医疗的建立 |
| 1979 年 | 《农村合作医疗章程（试行草案）》 | 我国农村合作医疗改革序幕 |
| 1990 年 | 《关于改革加强农村医疗卫生工作的请示》 | 恢复重建农村合作医疗的开端 |
| 1997 年 | 《关于发展和完善农村合作医疗若干意见》 | 发展和完善农村合作医疗制度 |
| 2002 年 | 《中共中央、国务院关于进一步加强农村卫生工作的决定》 | 新型农村合作医疗的试点 |
| 2006 年 | 《中共中央、国务院关于推进社会主义新农村建设的若干意见》 | 到 2008 年在全国农村实现了基本普及新型农村合作医疗制度 |

续表

| 时间点 | 政府文件 | 标志 |
|---|---|---|
| 目前发展规划 | | |
| 2009 年 | 《中共中央、国务院关于深化医药卫生体制改革的意见》 | 建立覆盖城乡居民的多层次医疗保障体系 |
| 2009 年 | 《医药卫生体制改革近期重点实施方案（2009—2011 年）》 | 让人人享有基本医疗卫生服务，建立覆盖城乡居民的基本医疗卫生制度 |

# 二　制度分割的成因

经过半个世纪的改革和发展，医疗保险制度框架上已经实现了相对完善的社会医疗保险体系，包含城镇职工基本医疗保险、城镇居民基本医疗保险、新型农村合作医疗制度。建立在城乡二元经济结构和二元社会结构的城乡医疗保险制度，在各个方面都有很多不同，因为相互独立的城镇和农村医疗保险制度在保障范围、筹资机制、偿付水平和服务管理上都有所体现，城乡居民享受的医疗待遇存在极大的差距，不符合社会保障的公平性，但是城乡分割的二元医疗保险制度有其存在的历史根源。

## （一）城乡分割的二元经济结构

究其根源，城乡二元经济结构是形成二元医疗保险制度局面的根本。最早提出二元经济概念的是荷兰经济学家伯克，之后刘易斯、费景汉、拉尼斯、乔根森、哈里斯等进行了深入的研究。如何界定二元经济，学界所普遍采用的一种观点是：所谓二元经济，指的是一个国家传统农业部门和现代工业部门同时存在，劳动力不断由农村涌向城市，而且两者之间在劳动生产率、收入水平、就业、福利水平等方面存在着较为显著差异的一种状态。我国长期处于二元经济结构状态。自然形成是大部分发展中国家的二元经济现状，由经济和社会的发展所致，然而在政府主导下，我国的二元经济有其特殊性，人为因素起到了重要作用，一系列制度强化了这种二元性，这是在当时的历史条件和经济条件下的唯一选择。

一穷二白是新中国成立初期经济建设的现状，选择赶超型发展战略，实行非均衡的发展模式就要优先发展重工业，农民通过工农业产品"剪刀差"为社会主义工业化、现代化的加快进展做出贡献，由于我国向城市和重工业投资的倾斜，为了给工业化积累资金则压低了农产品的价格。出现这种工业化、现代化的发展模式，农村为城市的建设和发展做出巨大牺牲，严重削弱了农业资本的积累，城市发展也就远远超过农村经济发展，虽然改革开放后，国家开始调整非均衡的发展模式，农村经济也体现了一定的发展，提高了农民的收入，但是城乡二元经济的格局并没有从根本上改变，甚至扩大了这种二元差距。

衡量二元性是我们选择城乡居民收入差距。我国城乡居民可支配收入的差距是由二元经济结构的制度差异所导致的，近些年扩大差异程度的趋势有所体现（见表3—3）。

表3—3　　　　中国历年GDP及城镇居民可支配收入统计表

| 年份 | GDP（亿元） | 增长率（%） | 人均GDP（元） | 城镇居民可支配收入（元） | 农村居民可支配收入（元） |
|------|------|------|------|------|------|
| 1978 | 3645 | 11.7 | 381 | 343 | 134 |
| 1979 | 4062 | 11.4 | 419 | 405 | 160.2 |
| 1980 | 4545 | 11.9 | 463 | 477.6 | 191.3 |
| 1981 | 4892 | 7.6 | 492 | 500.4 | 223.4 |
| 1982 | 5323 | 8.8 | 528 | 535.3 | 270.1 |
| 1983 | 5962 | 12.0 | 583 | 564.6 | 309.8 |
| 1984 | 7208 | 20.9 | 695 | 642.1 | 355.3 |
| 1985 | 9016 | 25.1 | 858 | 739.1 | 397.6 |
| 1986 | 10275 | 14.0 | 963 | 900.9 | 423.8 |
| 1987 | 12058 | 17.4 | 1112 | 1002.1 | 462.6 |
| 1988 | 15042 | 24.7 | 1366 | 1180.2 | 544.9 |

续表

| 年份 | GDP（亿元） | 增长率（%） | 人均GDP（元） | 城镇居民可支配收入（元） | 农村居民可支配收入（元） |
|------|------|------|------|------|------|
| 1989 | 16992 | 13.0 | 1519 | 1373.9 | 601.5 |
| 1990 | 18667 | 9.9 | 1644 | 1510.2 | 686.3 |
| 1991 | 21781 | 16.7 | 1893 | 1700.6 | 708.6 |
| 1992 | 26923 | 23.6 | 2311 | 2026.6 | 784 |
| 1993 | 35333 | 31.2 | 2998 | 2577.4 | 921.6 |
| 1994 | 48197 | 36.4 | 4044 | 3496.2 | 1221 |
| 1995 | 60793 | 26.1 | 5046 | 4283 | 1557.7 |
| 1996 | 71176 | 17.1 | 5846 | 4838.9 | 1926.1 |
| 1997 | 78973 | 11.0 | 6420 | 5160.3 | 2090.1 |
| 1998 | 84402 | 6.9 | 6796 | 5425.1 | 2162 |
| 1999 | 89677 | 6.2 | 7159 | 5854 | 2210.2 |
| 2000 | 99214 | 10.6 | 7858 | 6280 | 2253.4 |
| 2001 | 109655 | 10.5 | 8622 | 6859.6 | 2366.4 |
| 2002 | 120332 | 9.7 | 9398 | 7702.8 | 2475.6 |
| 2003 | 135822 | 12.9 | 10542 | 8472.2 | 2622.2 |
| 2004 | 159878 | 17.7 | 12336 | 9421.6 | 2936.4 |
| 2005 | 184937 | 15.7 | 14185 | 10493 | 3254.9 |
| 2006 | 216314 | 17.0 | 16500 | 11759.5 | 3587 |
| 2007 | 265810 | 22.9 | 20169 | 13785.8 | 4140.4 |
| 2008 | 314045 | 18.1 | 23708 | 15780.8 | 4760.6 |
| 2009 | 340903 | 8.6 | 25604 | 17174.7 | 5153.2 |
| 2010 | 410202 | 20.3 | 29748 | 19109.4 | 5919 |
| 2011 | 472882 | 15.3 | 35083 | 21809.8 | 6977.3 |
| 2012 | 519322 | 9.8 | 38354 | 24564.7 | 7916.6 |
| 2013 | 568845 | 9.5 | 41805 | 26955 | 8896 |
| 2014 | 636463 | 7.4 | 46774 | 28844 | 10489 |
| 2015 | 676708 | 6.9 | 49229 | 31195 | 11422 |

资料来源：1978—2015年《中国统计年鉴》。

从表3—3中可以看出，自1984年以来农村居民可支配收入不断增加，但是城镇居民可支配收入的增加幅度要高于农村，差距不断上升的趋势在我国城乡居民可支配收入体现出来。如果按照这一指标来衡量，改革开放30多年来扩大的趋势在我国经济结构二元性中体现明显。

医疗保险制度城乡分割的重要因素是城乡二元结构的存在，我国城乡医保制度一体化最大的障碍是二元结构趋势的扩大。

### （二）城乡分割的二元社会结构

二元社会结构的概念由1988年原农业部政策研究中心农村工业化城市化课题组正式提出。所谓二元社会结构，是一种独特的社会结构。为了配合新中国成立后经济发展的需要，以户籍制度为核心所设立的一系列制度，将城乡之间的联系人为地进行了割裂。

新中国成立初期，考虑到优先发展城市和工业，除了粮食统购统销、人民公社制度等基本政策，户籍制度、劳动就业的统包统配制度等一系列的政策实施都是为了配合工业化进程，尤其是通过户籍制度固化的城乡二元社会结构。1957年12月18日，中共中央、国务院联合发出《关于制止农村人口盲目外流的指示》，要求严格执行户口管理，外流工作的情况不能出现在农村人口。以户为基本单位的户籍管理在1958年的《中华人民共和国户口登记条例》中提出，公民除了持有城市劳动部门的录用证、学校的录取证明可以迁往城市外，持有城市户口登记机关的准予迁入证明或常住地户口登记机关申报办理迁出手续也可以作为迁入城镇的证明。由此户口迁移审批制度和凭证落户制度正式确定，这也表明以法规的形式限制农村户口迁往城市的正式形成。

1977年公安部发布《关于户口迁移的规定》，更加确定严格控制从农村迁往市镇，从小城市迁往大城市，从此便形成了城乡二元为基本构架的等级制社会结构。有无城市户口的巨大差距体现在享受教育、就业、住房等福利政策上。虽然近几年城乡户籍制度因为完全自由化的城乡劳动力的流动略有松动，但依然存在的城乡户籍制度使得不同居民在这两种户籍下享有的待遇仍有很大区别。城乡二元医疗保险制度得以存在和维持的最直接原因是以户籍制度为显著特征的城乡二元社会结构，使得二元医疗保险制度体系向一体化过渡困难重重。

### （三）等级观念与小农经济思想

承受着来自传统文化的对抗力量，又影响着传统文化的发展，这是所有制度都必须经历的发展，也是一个社会的变迁现状。在中国经历了漫长的两千年封建统治，深植民众脑海的是严格的等级观念，民众普遍认为各个阶层的人都是有区别的，人可以划分尊贵卑贱，可以理解对于人所受到的不相同的区别对待，甚至被认为这是正常的、合理的。"重城市轻农村"理念的思想根源就来源于这样的等级观念，因为在等级观念里农村是劣于城市的，农村人的地位是低于城市人的。新中国成立以来，我们以农业辅助工业，集中力量发展城市的举措就在这样的传统文化里奠定了思想基础，城乡二元医疗保险制度能够长期存在的思想根源之一就是这样导致的。这也使得农村居民、城镇居民以及政府当局更难以从思想上重视民众社会权益的平等性和积极倡导城乡居民医疗保障待遇均等化的实现。

在漫长的封建统治中，使得民众习惯自给自足的小农经济，唯一的依靠与保障在家庭共享生产收入、共担生活风险的情况下，形成家庭是人们生老病死等生活风险最重要的依靠。农村的传统保障模式受小农经济思想影响而形成的以家庭为中心的疾病风险分担机制一直存在，因此这并不是社会保障模式，而是家庭自我的保障。信息不对称引起的道德风险在这样的方式下基本不会存在，但是因为违背保险中的大数法则而存在有限效果的风险分散转移，这就导致农村贫富分化的加剧，因病致贫的家庭产生。近年来，发展速度在城镇的提高，收入水平在城镇居民中的不断提高，逐渐开放的思想文化，家庭规模呈现小型化、核心化的特征，这些都表明城镇已逐渐由传统的家庭保障转向社会保障。但由于农民延续了家庭的自我保障模式，使农村仍受传统小农思想的影响，在土地保障、乡土情结、缺乏政府慈爱的影响下，形成了城乡二元医疗保险格局。

城乡二元医疗保障制度形成的思想根源是等级观念严格和传统的小农思想，虽然在一定程度上促进了国家工业化、城镇化的进程，但却阻碍了实现医保城乡一体化，特别是在统筹城乡医疗保险制度的后期。

# 三　三项医疗保险制度比较

随着计划经济体制向市场经济体制转型的完成，传统的劳保医疗、公费医疗、传统农村合作医疗为主的旧医疗保险体系会被城镇职工基本医疗保险、城镇居民基本医疗保险、新型农村合作医疗保险为支柱的社会基本医疗保险所取代。一种城乡分治的二元医疗保险模式由于城乡二元经济结构和社会结构并没有消失，所以新的社会医疗保险体系仍然是城乡分治，较大差距存在于这种城乡二元医疗保险制度框架下，现行的三项医疗保险制度在参保对象、筹资机制、补偿机制、管理办法等方面均有存在，在所有参保人员中并未实现完全公平。

## （一）参保范围

我国当前基本医疗保险制度划分为三大主体主要依据以下两种特征因子：其一，"户籍状态"。医疗保险制度形成城乡二元结构主要是因为户籍状态，针对农村人口有适合他们的新型农村合作医疗保障制度，城镇基本医疗保险则对城镇户口人群实行全覆盖，因此，户籍状态划分了城居保和新农合。其二，"从业状态"。城市人口中，又以他们的从业状态划分出了城镇职工基本医疗保险和城镇居民基本医疗保险这两种城镇基本医疗保险制度，城镇职工基本医疗保险对象不仅包括机关、事业单位，国有企业、集体企业、外商投资企业、私营企业等企业也属于参保范围之内，并且社会团体、民办非企业的职工也列入参保范围之内，但是灵活就业人员对此保险则可自由选择；城镇职工医保覆盖不到的范围有职业高中、中专、技校学生等中小学阶段的学生，他们则适用城镇居民医保。除此之外、少年儿童、其他非从业城镇居民也是城镇居民医保的主要受用对象。三项基本医疗保险制度设计划分的起点和依据即是"户籍状态"和"从业状态"，这两种特征因子在根本上也对医保制度的性质、原则、制度规则起了决定性的作用。

### （二）强制程度

高度的强制性是城镇职工基本医疗保险的一大特点，城镇职工医保的强制性要求，所有在城镇用人单位工作的职工都必须参保。各地区人民政府根据实际情况决定，工作在乡镇企业、城镇个体经济组织的工作者是否参加城镇职工医保，只有灵活就业人员可以根据自己的意愿选择参保与否，但完全自愿参保则是新农合和城居保的一大特点。存在医疗保险中逆向选择的问题则需要通过一定的载体强制参与来克服。

对于各类参保人员不同的强制性参保是由"从业状态"所引起的，没有单位人员的筹资能力与有单位人员的筹资能力存在很大的差别，用人单位可以作为其职工缴纳医保费用的强大主体。单位集体参保和个人独自参保这种转变过程是"化整为零"的，而为了实施强制原则就无限放大了其管理成本，因此，对于组织化程度较低的人群，自愿参保的无奈和必然性则是针对他们设计的。但参保的逆向选择问题也会随着自愿参保原则而来，因此以家庭为单位的参保形式则是新农合和城居保为解决这一问题而制定的原则。由于基本医疗保险的重要特征是强制性，因此从强制性这一点来看，真正意义上的社会医疗保险并不包括新农合和城居保，因此，未来新农合和城居保的发展方向就在于如何使参保的自愿性转向参保的强制性。

### （三）筹资机制

筹资主体、缴费标准、缴费方式是三项基本医疗保险在筹资机制上存在的差别之处。用人单位和职工共同缴纳城镇职工基本医疗保险费用，其中工资总额的6%左右作为用人单位缴费率的控制标准，个人工资收入的2%作为职工缴费率的控制标准，缴费模式的按比例执行，体现了制度制定时对个人工资收入的考虑，同时也是筹资的垂直公平性的体现。以家庭为主承担城镇居民基本医疗保险的缴费，各地根据自身实际情况，以国家下发的医改意见和实施方案要求为参照，同时当地政府适当地给予补助来统筹确定具体缴费标准。2010年各级财政部门将每人每年城居保的补助标准提高到120元，同时中央政府根据地区、群体等的不同提供相应的补助。对于职工家属的参保费，用人单位可以依据单位情况给予相应的补助。

个人缴费、集体扶持、政府资助是新型农村合作医疗制度实行的筹资机制。对2010年每人每年提高到150元的全国新农合筹资水平，是在2009年下发的《关于巩固和发展新型农村合作医疗制度的意见》中指出的，调高的150元包含原为80元后调至120元的中央财政补助，原为20元后调至30元的个人缴费。城居保和新农合采用定额缴费的模式的原因在于难以确定这两者的参保人员的收入，这样可以使缴费工作顺利进行。三项医疗保险制度的筹资机制如表3—4所示。

表3—4　　　　　　　三项医疗保险制度筹资机制比较

| 制度形式 | | 城镇职工基本医疗保险 | 城镇居民基本医疗保险 | 新型农村合作医疗 |
|---|---|---|---|---|
| 筹资机制 | 筹资主体 | 用人单位和职工共同负担 | 个人缴费和政府辅助，有条件的单位可以对职工家属参保缴费给予补助 | 个人缴费、集体扶持和政府资助 |
| | 缴费标准 | 单位按上月职工工资总额的6%缴纳，职工按上月工资的2%缴纳 | 个人缴费由统筹地区确定，学生、儿童、老人、残疾人、困难人群等群体的缴费不同；2010年起政府每人每年补助标准为120元 | 个人每年每人30元；2010年起政府每人每年补助标准120元 |
| | 缴费方式 | | 定额缴费方式 | 定额缴费方式 |

### （四）补偿机制

范围最广、水平最高是在补偿机制的视角下城镇职工医疗保险保障的特色，其保障内容也从住院门诊综合保障延伸到了门诊统筹保障。该地职工大约年均工资的十分之一成为城镇职工基本医疗保险的最低保障线，其报销比例在 2010 年达到了 70%，并且保障的最高线达到了该地职工年均工资的 6 倍左右。具体来说，个人支付城镇职工基本医疗保险保障的最低限度以下的医疗费用，或者从个人账户中支出，因为统筹基金的资金来源多和支付范围广，所以城镇职工医疗保险保障的最高限度以下的住院以及门诊大病医疗费用需要由统筹基金来支付，同时也需要个人支付一定比例的费用。

参保居民住院以及门诊大病支出主要依靠城镇居民基本医疗保险，根据每个地方统筹线的不同划定，可在少部分地区试点试行门诊大病医疗费用统筹。2010 年起，城镇居民基本医疗保险报销比例上升到 60%，该地居民可支配收入的 6 倍左右成为其保障的最高标准，并且城镇居民基本医疗保险最高限度以外的医疗费用由个人承担，不为参保居民专门设立个人账户。

大病统筹加门诊家庭账户、住院统筹加门诊统筹和大病统筹是目前我国新型农村合作医疗统筹的三大模式。根据每个地方统筹线的不同划定，2010 年新型农村合作医疗的报销比例达到 60%，使得当地农民人均 6 倍的纯收入成为新型农村合作医疗保险保障的最高标准。参保农民的大额医疗费用和住院医疗费用由新型农村医疗基金来支付，根据我国目前的农村形式的发展，虽然家庭账户在一些地方设立，但是其费用的补贴会逐渐减少直至取消。

### （五）经办管理

在基本的制度设计上，除了三项医疗保险存在较大的差异外，不同之处还有经办管理方法。经过较长的发展时间，城镇职工基本医疗保险的市级统筹已基本实现，服务管理上就统筹层次而言比较完善。县级统筹是城镇居民基本医疗保险的主要内容，只有在有条件的部分地区才能达到市级统筹，而新农合基本上是县级统筹。

人社部门经办和管理城镇职工基本医疗保险，监督方面则由人社部和财政部共同承担；各级卫生部门则经办管理新农合，新农合的监督由农村合作医疗监督委员会承担。

基金的累积结余在6—9个月之内的平均支付水平属于城镇职工基本医疗保险和城居保的正常状态，而结余过多的状态则是超过15个月，结余不足的状态是低于3个月。各地可根据当地具体情况确定基金风险预警指标，以收定支、收支平衡是城镇居民医疗保险的基本原则。15%则是新农合统筹基金结余的上限。药品、诊疗、医疗服务设施这三个目录在城镇职工基本医疗保险和城居保的服务管理上实行三定管理，《国家基本药物目录（基层医疗卫生机构配备使用部分）》、《国家基本医疗保险、工伤保险和生育保险药品目录》这两项文件在2009年8月和11月由卫生部公布，更对医保制度的管理做出明确的规定，新农合先垫付后报销的原因是定点范围相对较窄。

由上述总结得出，在制度设计上，三项医疗保险划分的特征因子是"户籍状态"和"从业状态"，这使得它们各不相同。新中国成立延续至今的制度分割模式是城乡二元医疗保险模式，这是以"户籍状态"划分的；筹资机制与缴费机制上，城镇职工基本医疗保险和城镇居民基本医疗保险是以"从业状态"为标准划分的，通过比较可以看出二者相差甚远，但新农合与城居保的相似性却很高。制度间无衔接、封闭运行则是制度设计中三大主体制度当前的基本特点，在此背景下，一体化的基本医疗保险将作为重点在未来工作中开展，而整合城居保与新农合制度则是一体化的起点。

# 第四章

# 统筹城乡医疗保障制度的典型
# 实践模式及推进策略

在新一轮医疗卫生体制改革中，我国建立了由城镇职工基本医疗保险、新型农村合作医疗、城镇居民基本医疗保险三项制度构成的城乡居民基本医疗保障体系，医疗保障从制度上实现了对城乡居民的全覆盖。然而，我国基本医疗保障制度依然处于城乡分割、地区分割、职业分割的状态，三项制度在参保对象、统筹层次、业务经办、筹资模式及待遇水平等方面差异巨大。城乡分割的医保制度违背了全民医保公平的核心目标，降低了医保制度的有效性，阻碍了劳动力的自由流动。城乡统筹是医保制度定型稳定与可持续发展的首要任务。① 党的十八大，十八届二中、三中全会都明确提出整合城乡居民医保的要求，在中央已经确立制度整合的目标与原则的条件下，整合城乡居民医保制度已经形成了高度共识，呈现不可逆转的取向。近年来，我国不论是东部、中部、西部地区，还是省级、地级、县级，都因地制宜地对城乡医保制度整合的途径和模式进行了积极的探索，并取得了巨大的成效，研究总结先行地区成功的经验使之上升到理论认识的高度，为全国范围内推进城乡医保制度统筹发展提供示范带动和路径引导。

## 一　城乡医疗保障制度整合模式
## 选择的影响因素分析

目前国内学术界普遍认为我国已经具备全面推进城乡医保制度

---

① 郑功成：《城乡统筹是医保制度定型稳定的首要任务》，《中国医疗保险》2012年第3期。

整合所需要的条件，但实践中，各地在推进城乡医保制度整合的道路上方法不一、态度各异，城乡医保制度整合是一项系统工程，涉及体制改革和机制创新，整合模式选择受地方经济社会发展水平、城市化率、城乡居民收入差距、医疗资源分配状况、政府管理理念等因素的影响，而非随意为之。

### （一）经济发展水平：实现城乡医保整合的重要前提

全面推进城乡医保制度整合需要具备经济社会发展到一定水平，熊吉峰、陈玉萍等认为城乡医保整合的主要障碍是城乡之间经济社会方面的差异，一个地区的经济发展水平对城乡医疗保障整合有着最直接的影响，经济发展水平与城乡医保筹资水平之间存在着正相关关系。[①] 地方经济发展水平直接反映在当地的人均 GDP、城乡居民人均可支配收入、政府的财政收入以及城乡居民收入差距等方面，这些因素又直接影响了城乡医保的筹资水平。一般来说，经济发达地区城乡医保的筹资水平普遍高于经济较不发达地区。城乡医保筹资水平的增长受到参保人经济承受能力和地方财力的直接影响，经济增长可以带动居民收入水平的提升，进而提供参保居民的缴费能力。一个地区的经济发展水平越高，人均筹资标准越高，越能平衡城乡居民待遇水平，越有能力制定较高的医疗报销标准。同时，经济发展水平也影响了参保居民对城乡医保制度整合的态度。通过调查发现，经济发展越发达，当地的参保人更倾向于赞同城乡医保制度的整合；经济发展越落后，当地的参保人更倾向于反对城乡医保制度。[②]

### （二）城乡居民的收入差距：影响医保制度整合进程及模式选择

地区内城乡居民的收入差距会影响到医保制度设计、居民的参保意愿及资金的筹集。城乡居民收入差距较小，其城乡医疗保障制

---

① 熊吉峰、陈玉萍、丁士军：《城乡医疗统筹中欠发达地区农民面临的主要矛盾与化解策略》，《农业经济问题》2009 年第 4 期。

② 仇雨临、翟绍果、郝佳：《城乡医疗保障的统筹发展研究：理论、实证与对策》，《中国软科学》2011 年第 4 期。

度整合可以采取激进一体化模式，即一步到位实现不同制度的整合，不必分阶段、分层实现制度整合，整合后的医保可以不设层级，统一缴费和待遇标准。城乡居民收入差距较大，其城乡医疗保障制度整合只能采取温和一体化模式，即以循序渐进的方式实现整合，整合后的医保制度要根据不同收入群体的缴费能力及健康状况确定缴费标准及待遇水平。同时，城乡居民的收入差距也影响着居民对医疗保障的需求和支出。根据国际经验，医疗保健需求主要取决于消费者的购买愿望和支付能力，医疗保健支出会随着个人收入水平的提高而提高。随着居民收入水平的提高，医疗保健支出在消费支出中所占的比重会逐渐缩小，并且高收入群体的这一数值倾向于小于低收入人群，但是对于高收入群体来说，医疗保健需求的价格缺乏弹性。与此相反，低收入群体医疗保健需求的价格弹性较大，随着收入的增加，低收入群体的医疗保健需求的增加幅度要大于富裕阶层。

## （三）地方政府的理念创新与财政投入：城乡医保制度整合的重要动力与保障

在中央政府尚未出台强制性推行城乡医保制度整合的法律法规的情况下，地方探索城乡医保制度整合的实践属于诱导性制度变迁，推行与否很大程度上取决于地方政府的理念创新。在先行进行城乡医保整合地区，既有长三角、珠三角经济发达地区，如苏州、太仓、东莞、深圳，又有中部地区经济中等发达地区，如长沙、益阳，还有西部经济欠发达地区，如乐山、广元、青海等地，说明地方经济发展水平只是城乡医保制度整合的必要条件，但不是唯一的决定条件。在先行进行城乡医保整合地区，政府无一例外地高度重视医疗保障这一民生工程建设，在政策制定、财政资金支持、经办管理等方面给予了大力的支持。地方政府积极的财政投入对城乡医保制度整合至关重要。地方政府财政的支持力度关系到城乡医疗医保制度整合后资金筹集的持续性和稳定性，城乡医保统筹层级由县级提高为市级依赖与地方财政的支持。城乡医保统一行政管理体制的建立需要政府强力的推行，城乡医保制度整合前，地方政府需要统一三项基本医保的经办管理机构，整合城乡医保经办管理资源，建立统一信息系统，创新与完善管理体制和机制，从而为城乡医疗保障制度的一体化提供保障。

### （四）城镇化：城乡医保制度整合的催化剂

城镇化速度决定了城乡医保制度整合的进程。城镇化不仅为城乡医疗保障一体化提供了经济基础，而且改变了城乡人口结构和需求，城镇化率越高，城乡医疗保障整合的需求也就越紧迫。城镇化能够大幅度提高劳动生产力水平，是因为工业劳动生产率高于农业劳动生产率，为实行城乡医保制度整合提供了经济基础。经济发达地区具有较高的城市化率和工业化水平，城乡地域界限不明显，城乡流动人员多的特点。城镇化不仅促进了经济的发展和城乡居民的医疗保障需求的增加，而且使城乡居民的医疗保障需求逐渐趋同，催生了城乡医保制度的整合。城乡人员流动加快带来了城乡医保关系频繁转换的需求，进而促进地方为满足城乡居民异地就医、异地报销的需求而建立一体化的经办管理服务体系，将城乡参保居民纳入统一的信息系统，实现城乡医保管理体制和体系的整合。管理体制的先行整合又进一步促进了城乡医保制度的一体化，由此可见，城镇化在推进城乡医保制度整合是一种诱导性制度变迁，它加快了城乡医保制度整合的步伐。

### （五）城乡医疗卫生资源配置区域差异：城乡医保制度整合的物质基础

城乡医保参保居民最终享受的医疗待遇依赖于定点医疗服务机构的提供，城乡卫生资源配置的状况很大程度上决定了城乡医保制度整合的效果。城乡医保在就医管理方面主要采取定点就诊，现行城乡参保居民的医疗服务主要由城乡定点医疗服务机构提供，农村主要是乡镇卫生院、村卫生室；城市主要为三级、二级医院，社区医疗服务中心。市、县、乡三级定点医疗机构构成了城乡医保医疗服务供给体系，城乡卫生资源的合理配置，城市医院和基层医疗卫生机构的分工协作机制，按照功能定位开展相应的诊疗服务，引导参保居民常见病、多发病患者就近就医，形成参保居民分级诊疗、双向转诊的就医秩序。与经济社会发展和人民群众日益增长的医疗卫生服务需求相比，当前城乡资源配置还存在资源总量不足，质量有待提高，城乡、地区布局结构不合理等问题。由于城乡卫生资源配置的差异，使得城镇制度、城镇居民、农村居民享受的卫生服务待遇存在实质上的差异，影响了城乡医保制度整合的步伐。城乡医疗卫生资源配置不合理是我国的一个普遍问题。基层医疗卫生机构服务能力不足，利用效率不高。基层医疗卫生机构人才匮乏，技术力量薄弱，医疗服务能力不强，参保居民对其信任度较低。相比之下，县级及以上城市医院大而强，参保居民对其信任度较高，造成参保居民不经基层首诊，直接流向城市医院，从而出现了城市医院人满为患，基层医疗卫生机构门可罗雀的现象，这进一步增加了参保居民的就医成本，影响了城乡医保制度的保障效果。

## 二　模式各异：城乡医疗保障制度整合的生动实践

在缺乏中央层级顶层制度设计下，各地在推进城乡医保制度整合进程中，进行了大胆创新，探索出了不同的城乡医保制度整合之路。根据先行整合地区三大医保制度并轨方式及基金整合、使用情况，可以将城乡医保整合分为以下三种模式。

### （一）"三合一"全统一模式：以东莞为代表

"三合一"全统一模式打破了城乡户籍界限，将城镇职工医保、城镇居民医保、新农合合并为一个制度，用一个制度覆盖所有人群的全民医保模式，三险基金并网管理，实施城乡医保全统一的经办管理模式。这一模式以东莞为代表。在东莞全面实施城乡一体化社会基本医疗保险前，东莞医疗保障已经实现了"三保合二"，但城镇职工医疗保险和城乡居民医疗保险两项制度还处于分立与分割的状态。城乡居民医保与城镇职工医保相比，在筹资水平、保障待遇、保障内容等方面还存在一定的差距，但随着财政对城乡居民医保的补贴力度逐渐加大，两制度在筹资和待遇差距的逐渐缩小为建立城乡统一的社会基本医疗保险创造了条件。

2008 年 7 月 1 日，东莞在国内率先全面实现了城乡医疗保障的一体化，在制度设计上遵循了全民医保公平原则，先将三大医保制度整合为两个制度，最后再归并为一个制度，即社会基本医疗保险，实现了城乡医保的一体化运行。东莞市的全民医保的亮点凸显在破除了对参保对象的歧视，实行"五统一"的经办模式，创新了政府投入机制，实现了城乡居民医疗保障水平的公平性等方面。在参保人群的设置上，东莞破除了城乡居民之间、就业与非就业人群之间、正规就业与非正规就业人群之间的分立与分割，用一个制度覆盖所有居民。三险合并后，适时理顺了管理机制，实行全统一的医疗保险制度经办管理体制，即经办机构统一、财政补贴统一、筹资标准统一、待遇水平统一、基金管理统一、管理服务统一，体现了基本医疗保险的一致性与统一性。这一模式较高程度实现了城乡医保一体化，虽然针对不同人群的支付能力采取"费率一致，基数不同"的筹资机制，但所有参保人在享受的保障项目和补偿标准方面却是一致的（见表4—1）。

表4—1　东莞城乡医疗保险整合前后的筹资水平和筹资结构

| | 统筹前 | | 统筹后 |
| --- | --- | --- | --- |
| | 城镇职工医保 | 城乡居民医保 | 社会基本医疗保险 |
| 筹资标准 | 367 元/人·年 | 250 元/人·年 | 医保费以上年度全市职工月平均工资的 3% 筹集，住院和门诊分别为 2% 和 1% |
| 个人缴费额 | 综合基本医疗保险参保职工个人缴纳 2%，住院基本医疗保险参加职工个人不缴费 | 个人缴纳 120 元/人·年 | 城乡居民承担住院和门诊参保费各 50%，城镇职工只承担门诊缴费部分的 50% |
| 财政补贴金额 | 不补贴 | 130 元/人·年 | 补贴职工门诊参保费 20%，补贴城乡居民住院和门诊参保费各 50% |

由表4—1可以看出，在筹资水平和筹资结构方面，统筹前，城镇职工医保和城乡居民医保的筹资标准分别为367元/人·年和250元/人·年；统筹后的社会基本医疗保险，以上年度全市职工月平均工资的3%进行筹资，其住院和门诊缴费率分别为2%和1%。个人缴费方面，统筹前，城镇职工医保参加综合基本医疗保险个人缴纳2%，住院基本医疗保险参加职工个人不缴费，城乡居民医保个人缴费为120元/人·年；统筹后，城乡居民承担住院和门诊参保费各50%，城镇职工只承担门诊缴费部分的50%。财政补贴方面，统筹前，政府对参加城镇职工医保居民不补贴，对城乡居民医保居民补贴130元/人·年；统筹后，从政府补助标准看，政府对城乡居民参加基本医疗保险财政补贴力度较大，对城乡居民住院和门诊参保费各补贴50%，只对职工门诊参保费补贴20%，但这也开创了地方财政补贴城镇职工参加医疗保险的先河。[①]财政对城乡居民参保补贴大幅提升，由统筹前的130元/人·年提高到170元/人·年，住院、门诊医疗保险分别补贴110元/人·年、60元/人·年。

表4—2　　　**东莞城乡医疗保险整合后的待遇形式与水平**

| 待遇形式 | 统筹基金支付比例 | | | | 年度最高封顶线 |
|---|---|---|---|---|---|
| | 基本比例 | | 按月领取养老金参保者 | | |
| 住院项目 | 0—5万元（95%） | 5万—10万元（70%） | 0—5万元（100%） | 5万—10万元（75%） | 10万元 |
| 普通门诊项目 | 60% | | | | 没有封顶线 |
| 特定门诊项目 | 75% | | | | 6万元 |
| 生育医疗项目 | — | | | | 0.35万元 |

城乡医疗保险整合后，待遇形式主要有住院、普通门诊、特定门诊和生育保险四种（见表4—2）。住院"大病"医疗费用采用逐步递减的补偿支付结构，也就是说，医疗保险的费用补偿比例随着

---

① 王保真：《东莞市全民医保的亮点、启示和建议》，《中国卫生政策研究》2011年第9期。

医疗费用的逐步增长反而逐步降低。虽然这种医疗费用补偿结构与医疗保险原理不太相符，但可以对患病概率较高、医疗费用处于"中低费用段"的绝大多数参保人员给予很好的经济补偿，在全国其他地区尚未见到，可以算是"东莞模式"的重要特色。在其他补偿项目（普通门诊、特定门诊、生育医疗项目）上，则主要采取固定比例的给付方式。

### （二）"三合二"分层保障模式：以成都为代表

这种模式将城乡现有三种基本医疗保险中的城镇居民医保和新农合合并为城乡居民医疗保险或城乡居民合作医疗制度，形成了城镇职工医保与城乡居民医保或城乡居民合作医疗制度两层医疗保障体系。城镇居民医保和新农合两个制度性质相同，制度框架一致，覆盖人群特征、筹资模式相近，多数统筹地区以这两个制度的整合作为建立城乡一元化医保制度的切入口。城乡发展不平衡，以农业人口为主的地区，一般采取以新农合为基础，将城镇居民医保并入新农合，实现城乡医保制度的整合。以重庆市为例，依靠新农合的平台，建立了城乡居民合作医疗制度。城市化程度高、农业人口比例较小的地区，一般将新农合并入城镇居民医保，建立统一的城乡居民医疗保险，成都和东部实行城乡医保制度整合的地区一般采取此种模式。

在制度覆盖上，用城镇职工医保和城乡居民医保覆盖统筹地区全部居民。在筹资渠道上，城镇职工医保和城乡居民医保不同，城镇职工医保由用人单位和职工个人双方缴费，城乡居民医保筹资渠道来自个人缴费与政府财政补贴。在待遇享受上，城镇职工医保和城乡居民医保间补偿标准有所差别。西部的重庆、成都等地区考虑到城乡居民的缴费能力差别，分设多个缴费档次和待遇标准，城乡居民可以根据自己的实际情况选择缴费档次；东部经济发达地区的昆山、太仓，城乡居民医保则执行统一的缴费和待遇标准。在制度衔接上，打通了城镇职工医保和城乡居民医保间转移接续通道，两险之间可以自由转移。管理体制、经办机构全面接轨，把社会保险行政部门作为两险的统一管理部门，实现信息网络系统、经办流程的高度统一，经办管理的统一确保了制度的有效运行。

成都市作为全国统筹城乡综合配套改革试点城市，城乡医保统筹经验对中西部地区提供了一个样板。2003 年至 2007 年，为了满足不同人群的医疗保障需求，先后建立完善了 7 项医疗保险制度：城镇职工医疗保险、失地农民医疗保险、新型农村合作医疗、城镇居民医疗保险、农民工综合社会保险、市属高校大学生医疗保险和中小学生及婴幼儿医疗保险，实现了医保制度的城乡全覆盖和应保尽保。具体的制度构架如表 4—3 所示。成都市在完成了医保制度全覆盖后，逐步消除各制度的差异，建立城乡一体化的医保制度成为医疗保障的改革方向。成都市城乡医疗保险制度整合前，新型农村合作医疗筹资标准为每人 75 元，其中参合农民个人筹资 15 元，各级财政对参加新农合居民补助 60 元；财政只对参加城镇居民医疗保险的困难群体和老年人参保给予补贴，对城镇职工参加城镇职工医疗保险不补贴。2009 年 1 月 1 日，整合后的城乡医保提高了筹资标准和政府补贴，城乡居民基本医疗保险分设了三档缴费标准：100 元/人·年；200 元/人·年；300 元/人·年。2009 年各级财政对城乡参保居民补贴 80 元/人·年，为了缩小城乡医保与城镇职工医保的待遇差距，政府逐年加大财政转移支付。2014 年对参加城乡居民医保的居民财政补贴升为 320 元/人·年。

表 4—3　　　　成都城乡医疗保险整合前后的制度结构

|  | 统筹前 | 统筹后 |
|---|---|---|
| 医疗保险体系 | 城镇职工医疗保险、农民工综合社会保险、新农合、失地农民医疗保险、中小学生及婴幼儿医疗保险、城镇居民医疗保险、市属高校大学生医疗保险 7 项制度 | 城镇职工基本医疗保险、城乡居民基本医疗保险两项制度 |
| 统筹层次 | 县（区）级统筹 | 市级统筹 |
| 管理机构 | 卫生部门主管的新型农村合作医疗和中小学生、婴幼儿住院医疗互助金；社会保险事业管理局经办其余五项医疗保险 | 市医疗保险管理局统一管理全市所有医疗保险经办工作 |

续表

| | 统筹前 | 统筹后 |
|---|---|---|
| 筹资机制 | 参合农民个人筹资 15 元，各级财政对参加新农合居民补助 60 元；城镇居民医保只对困难群体和老年人参保给予补贴；财政对城镇职工参保不补贴 | 对城乡参保居民补贴 80 元/人·年（2014 年补贴增为 320 元）；对城镇职工医保参保者不补贴 |

兼顾到城乡居民的不同医疗需求和收入水平，成都选择了"菜单式"制度模式。成都市设置了"分档式"的参保办法，即采取"一个制度，多种费率，待遇与缴费挂钩"的措施，供城乡居民自由选择。统筹后的城乡居民医保在制度上设计了 100 元、200 元、300 元三档缴费标准，新制度在没有增加农民负担的情况下，实现了新农合与城镇居民医保的整合。

逐步缩小了城乡医疗保障差异，全面提高了城乡医疗保障水平。2010 年 4 月，成都建立城乡一体化大病补充医保制度和门诊统筹制度，将城乡居民和城镇职工全部纳入覆盖范围，城乡居民按上年市平均工资的 10% 缴费，城镇职工医保参保不用再缴费，统一可享受最高 40 万元医疗费用报销。在不增加参保人员缴费的前提下，在乡镇卫生院或社区卫生服务中心发生的普通门诊医疗费用，每人每年最高报销 200 元。将城乡居民医保统筹基金年度最高支付限额由根据不同缴费档次确定的 4 万至 8 万元，统一提高为上一年度城市居民人均可支配收入的 6 倍（见表 4—4）。将城镇职工医保统筹基金年度最高支付限额由上一年度市平均工资的 4 倍提高为 6 倍，全面提升了城乡医疗保障的待遇水平。[1]

理顺了管理体制，整合了医疗保险管理资源，实现了医疗保险基金市级统筹和全域结算，统一了医疗保险经办管理机构。2007年，成都市率先在全国省会城市中将原由卫生部门主管经办的新型农村合作业务整体划归人保部门管理。2008 年，在人保部门下设了

---

[1]　成都市医疗保险管理局：《逐一突破　并轨优化　整合资源——成都市构建城乡一体化医疗保险体系的探索》，《四川劳动保障》2011 年第 8 期。

市、县（区）两级的医疗保险经办机构，统一经办管理全市城乡各项基本医疗保险业务。将原有的各县（区）级统筹提高到市级统筹，在市域内实现医疗保险"一卡通"，保证了保险关系转接和住院就医、购药、结算的无障碍。

表4—4　　　成都城乡医疗保险统筹后的筹资和待遇支付标准

| 类型 | 筹资标准 | 封顶线 | 支付比例（住院） |
|---|---|---|---|
| 城镇职工基本医疗保险 | 职工工资总额单位7.5%，个人2% | 上年市平均工资的4倍 | 社区卫生机构95%；一级92%；二级90%；三级85% |
| 城乡居民基本医疗保险 | 100元/人·年 | 4万元 | 乡镇卫生院65%；一级60%；二级55%；三级35% |
| | 200元/人·年 | 5万元 | 乡镇卫生院90%；一级80%；二级65%；三级50% |
| | 300元/人·年 | 6万元 | 乡镇卫生院90%；一级85%；二级80%；三级65% |
| | 学生、儿童120元/人·年 | 8万元 | 乡镇卫生院90%；一级80%；二级65%；三级50% |
| 非城镇户籍人员综合社会保险 | 农民工收入单位14.5%，个人5.5% | 不超过月平均缴费基数的48倍 | 同城镇职工医保 |

### （三）"三合二"二次分保模式：以湛江为代表

此模式同"三合二"分层保障模式一样，将城镇居民医保和新农合两项制度并轨为城乡居民医保，形成由城镇职工医保、城乡居民医保组成的二元的基本医疗保障体系。此模式与"三合二"分层保障模式的区别在于将城乡居民医保基金分为两部分，城乡居民医保基金中大部分保费由社会保险部门用于基本医疗保险支出，少部分基金由其提取后以保费形式向商业保险公司二次投保，购买商业大病健康保险产品。超出住院统筹基金承担部分由商业健康保险公司的大病医疗补助基金支付。商业保险公司参与城乡医保基金的支付管理，负责对参保人住院医疗费用自付部分实施二次补偿。此种模式的典型代表是湛江市。湛江经济比较落后，城乡二元结构矛盾突出，户籍分界明显，农村人口占比较大，采取了"三合二"二次分保整合模式，从城乡居民医保统筹账户基金中提取15%，以保险费形式支付给人保健康，委托其承担一部分风险偿付责任。

此种城乡一体化医保模式的创新点主要表现在：二次分保、第三方协同管理方面。二次分保模式的经办管理通过再保险方式实现了"社商合作"，通过政府购买方式引入商业健康保险公司参与城乡居民医保的经办管理，将部分城乡医保基金的支付和管理职能外包给商业健康保险公司。这一新机制带来了效益的双重效应，实现了参保者、政府、医疗服务机构、商业健康保险公司等参与主体"多方共赢"，大幅度提高了参保者的大病保险报销水平，充分发挥了医疗保险分散风险的作用，放大了保障效应。2012年湛江市城乡居民医保人均住院费与2008年相比提高了148%。[1] 引入商业保险对医疗费用支出的监督管理，克服了社会保险机构资金有限、经办人员不足的问题，节约了政府医疗保险财政投入及管理成本，利用其成熟的核保核赔技术和完善的理赔结算程序，提高了医保资金监管的效率与效果；扩大了医疗服务机构的经验规模；拓展了商业保险公司的潜在发展空间。[2] 引入商业保险公司"医保专员"全程参与监督，降低了医疗服务提供方的"道德风险"，有效控制了医疗费用的不必要支出，维护了政府与参保人的利益。

综上，湛江市城市医疗保险的具体情况如表4—5至表4—7所示。

---

① 王晓玲：《构建统筹城乡医疗保障制度的机制创新》，《农业经济问题》2004年第2期。

② 傅子恒：《医疗保障城乡"一体化"制度创新探索——"湛江模式"的成功与不足》，《保险研究》2011年第7期。

表4—5　　　　　　　　湛江城乡医疗保险整合前后的制度结构

|  | 统筹前 | 统筹后 |
|---|---|---|
| 医疗保险体系 | 城镇职工医保、城镇居民医保和新农合三元分立 | 将城镇居民医保与新农合整合为城乡居民医疗保险制度，实现了"三保合二" |
| 统筹层次 | 县（区）级统筹 | 市级统筹 |
| 管理机构 | 卫生部门主管的新型农村合作医疗；社保部门经办管理其余两项医疗保险 | 市人力资源和社会保障部门统一管理所有医疗保险业务 |
| 资金筹资 | 参合农民个人筹资10元或20元，各级财政对参加新农合居民统一补助52元；城镇居民医保按照每人每年120元和60元缴费，财政对其补贴与新农合一致；财政对城镇职工参保不补贴 | 每户可选择每人每年20元或50元（2015年为每人每年50元或80元）的个人缴费标准缴纳，各级财政对城乡居民医保参保人补贴80元（2015年补贴增加为320元）；对城镇职工医保参保者不补贴 |

表4—6　湛江市城乡居民医疗保险整合后基金给付结构与管理权限

| 年份 | 参保者类型（元/人） | 起付线（元） | 封顶线（万元） | 管理权限（万元） | | |
|---|---|---|---|---|---|---|
|  |  |  |  | 住院统筹基金（社保局） | 大额医疗补助基金（人保健康） | 大病医疗补助保险（人保健康） |
| 2008 | A档：20 | 一级医院：100（报销70%）　二级医院：300（报销60%）　三级医院：500（报销40%） | 5 | 起付线—1.5 | 1.5—5.0 | — |
|  | B档：50 |  | 8 | 起付线—1.5 | 1.5—8.0 |  |
| 2010 | A档：20 |  | 8. | 起付线—2.0 | 2.0—8.0 |  |
|  | B档：50 |  | 10 | 起付线—2.0 | 2.0—10.0 |  |
| 2011 | A档：30 |  | 10 | 起付线—2.0 | 2.0—10.0 |  |
|  | B档：60 |  | 12 | 起付线—2.0 | 2.0—12.0 |  |
| 2012 | A档：30 |  | 16 | 起付线—3.0 | 3.0—16.0 | 5—16：报销50% >16：报销70% 封顶：25 |
|  | B档：60 |  | 18 | 起付线—3.0 | 3.0—18.0 | 5—18：报销50% >18：报销70% 封顶：30 |

资料来源：根据湛江市人力资源和社会保障局（湛劳社〔2008〕317号、湛人社〔2011〕406号、湛人社〔2012〕439号）文件整理。

表4—7                    湛江城乡医保二次分保的特性

| 项目 | 分出—分入机构 | 实施目的 |
|------|------|------|
| 商业再保险 | 商业保险公司—商业保险公司 | 风险共担，提升经济效益 |
| 社会再保险 | 社会医疗保险组织—社会再保险机构 | 风险共担，提升经济效益 |
| 湛江"二次分保" | 社会医疗保险组织—商业保险公司 | 商业合作，提升经济效益 |

# 三　城乡医疗保障制度整合的有益经验：三种典型实践模式的共性特征

在推进城乡居民医保制度一体化的进程中，在缺乏中央层级统一制度设计的情况下，现行整合地区因地制宜进行了大胆创新，各地整合的路径和实施方案尽管各不相同，但通过比较分析三种实践模式，可以总结出各地城乡医保制度统筹发展的基本规律。

## （一）制度整合的思路：因地制宜、梯次推进的整合之路

我国城乡居民医保整合进程呈现出梯度发展格局。各地统筹城乡居民医保的终极目标是一致的，就是要最终建立起全国统一的一元化国民健康保险制度。[①] 受各地经济社会发展不平衡、管理体制与经办机制不统一、财政实力差异大等多种因素的影响，先行试点地区因地制宜选择了各自城乡医保的统筹模式、实现路径和实施步骤，呈现出梯度发展格局。[②] 实行"三合一"全统一模式的东莞属于经济发达地区，已经实现职工医保、新农合和居民医保合三项制度的统一，即用一个制度覆盖所有人群，合并后城乡居民医保的缴费、待遇、政府补贴相同，此种模式率先实现了一体化的城乡居民医疗保险。从整合模式来看，绝大部分省市实施的是"三合二"分层保障模式，如重庆、成都、镇江、太仓等。此种模式适合经济不

---

① 郑功成：《中国社会保障改革与发展战略（医疗保障卷）》，人民出版社2011年版，第6页。

② 仇雨临、翟绍果、郝佳：《城乡医疗保障的统筹发展研究：理论、实证与对策》，《中国软科学》2011年第4期。

够发达、城市化率相对较低的中西部地区，由于城乡居民还不具备同等费率的条件，这一模式采取多种缴费档次、待遇标准，缴费与待遇挂钩，参保人根据自身经济状况和意愿自由选择参保档次。各地区城乡居民医保整合呈现分阶段、有步骤地实施的特点。统筹地区都选择在医疗保障"制度全覆盖"的基础上，首先，理顺管理体制，统一医疗保险的管理体制与经办机构；其次，将性质完全相同的新农合与城镇居民医保进行整合，在同一制度内部采取多种缴费档次、多种待遇标准；最后，建立城乡一元化的国民健康保险制度，实现"人人公平享有"基本医疗保障。

### （二）制度整合的首要任务：统一管理体制和经办机构

城乡医保制度的管理与经办分割，直接导致城乡医保存在政策分割、重复参保、经办资源重复建设、财政重复补贴等重大体制性缺陷，使城乡医保管理各自为政、效率低下、管理成本加大。统一管理体制和经办机构是城乡医保统筹发展的前提和保障，考察各地统筹城乡医保制度的历程，优先统一管理体制和经办机构是统筹地区的共同做法，是理性的整合之道。[1] 从近几年各地整合实践来看，在实现城镇居民医保与新农合整合过程中，统筹地区首先统一了两项医保制度的管理经办机构、信息系统、管理办法和经办流程，理顺了城乡医保制度的行政管理体制，确保了统筹城乡医保的顺利推进。统筹地区大都将整合后的城乡医保行政管理与经办服务交人社部门及社会保险经办机构统一管理与经办。目前共有 21 个地级市和 103 个县（区）整合了城乡居民医保制度，除浙江嘉兴市和 33 个县城乡医保整合后由卫生部门负责外，其余地区统一归人社部门及其经办机构经办管理。[2]

各相关部门联动，建立双向转诊制度。在城乡医保整合过程中，三种整合模式普遍重视社区卫生服务机构在三级卫生服务体系中的作用，将其定位成"政府办政府管"的财政全额拨款公益性事

---

① 郑功成：《城乡医保整合态势分析与思考》，《中国医疗保险》2014 年第 2 期。

② 顾海：《中国统筹城乡医疗保障制度模式与路径选择》，《学海》2014 年第 1 期。

业单位，隶属于镇（街道）政府，由镇（街道）负责行政管理运作，都实行了门诊医疗保障统筹及双向转诊。在实施过程中，政府各部门形成联动格局，高效开展工作。各部门各司其职、相互配合，形成市、镇（街道）联动格局，政府牵头、市卫生局、镇（街道）政府分别制定全市社区卫生服务总体建设规划及本镇（街道）社区卫生服务发展建设规划，科学合理布局社区卫生服务机构网点；社会保障部门建立门诊医疗保障制度，制定适合城镇职工和城乡居民的门诊医疗保障政策，并适时将符合条件的社区卫生服务机构纳入社会保险定点医疗机构范围；财政部门负责制定社区卫生服务财政补助政策和财务管理办法；卫生、市食品药品监督管理部门负责监督管理；市人事局负责制定社区卫生专业技术人员任职资格、社区卫生人才引进政策和社区卫生服务机构人员聘用制度。

### （三）制度整合的动力和保障：政府理念的创新与积极的财政投入

经济发展水平是实现城乡医保整合的必要条件，但不是唯一的决定条件。从开展城乡医保整合的地区分布看，不管是东部、中部、西部，还是省级、地级、县（区）级，都有实现城乡医保制度整合的成功范例。这些统筹地区的实践表明：整合城乡医保不仅具有必要性，而且普遍可行，西部的重庆、成都、宁夏等地能够实现的，东部和中部地区同样能够实现。政府对医疗保障"人人享有健康"普遍性目标的追求，对统筹城乡医保理念的认同是实现城乡医保整合的关键。重庆和成都是我国统筹城乡综合配套改革试验区，城乡医保整合被政府作为统筹城乡综合配套改革的措施进行，政府高度重视和积极探索加快了城乡医保制度整合的步伐。医疗保障的公共风险和准公共产品属性，决定了医疗保障制度的建立与完善是一种强制性制度变迁。强制性制度变迁是由政府命令和法律引入而强制实行的，是一种供给主导型制度变迁，创新主体为政府，程序上为自上而下，创新路径具有激进性，制度安排是获取集体行动收益的手段。① 政府作为城乡医保制度变迁创新的主体，考察城乡医保整合过程中存在的问题，所以，政府理念的创新是城乡医保整合的动力。

政府为城乡居民医保提供了高额的财政补贴，从而实现了城乡居民医保与城镇职工医保缴费水平和待遇水平的对接。先行整合的地区政府不仅在制度设计、机制创新、基金运行监管等方面发挥了主导作用，还承担了筹资的责任。以东莞市为例，政府不断完善投入机制，加大财政补贴力度，对参保对象不分城乡户籍身份，实行统一的财政补贴政策，针对外来工收入相对较低，开创了地方财政补贴就业人员参保之先河。各先行整合地区政府逐步提高了对城乡居民医保制度的财政补贴，逐步拉近了城乡居民医保与城镇职工医保筹资的差距。

## 四　城乡医疗保障制度整合的障碍分析

### （一）医保制度整合缺乏整体规划、统一制度设计：顶层设计障碍

缺乏中央顶层制度设计和自上而下的推动是城乡医保整合缓慢的主要原因。由于缺乏顶层整体制度设计，各地在实现城乡医保制度整合的道路上方法不一、态度各异，显示出强烈的路径依赖特征。虽然党的十八大已做出加快整合城乡居民医保的重大决策，但这项工作总体进展缓慢。2013 年实现城乡居民医保整合的地区与上一年相比变化不大，只增加了 2 个省，33 个市县。② 目前城乡医保制度整合只在少数地区取得突破，大部分地区城乡医保制度依然呈现三维分立态势，三项基本医疗保险在参保原则、筹资机制、保障水平、经办管理等方面仍存在诸多差异。城乡居民医疗保险整合步伐滞后于城乡居民养老保险，为了推动城镇居民社会养老保险与新

---

① ［美］R. 科斯、A. 阿尔钦、D. 诺斯：《财产权利与制度变迁》，刘守英等译，上海三联书店、上海人民出版社 1994 年版，第 384 页。

② 乌日图：《加快整合城乡基本医疗保险制度》，《中国医疗保险》2014 年第 6 期。

型农村养老保险的衔接，2014 年 2 月，国务院颁布了《关于建立统一的城乡居民基本养老保险制度的意见》，人力资源社会保障部、财政部印发了《城乡养老保险制度衔接暂行办法》的通知，全国城乡养老保险制度整合方案的出台，大大加快了城乡养老保险制度的整合步伐。由于在推进城乡居民医疗保险制度整合中，尚缺乏全国统一制度设计和统筹兼顾式的规划，无法破除城乡医保传统体制性障碍，是城乡医保整合缓慢的主要原因。

### （二）医保制度"碎片化"：城乡医保制度衔接上的障碍

我国医保制度已经实现了制度层面上的全覆盖，由于缺乏整体规划，各地先行整合地区采取的整合模式和整合步骤既多样化又不同步，不可避免地导致城乡医保体系的"碎片化"。现有医保制度存在城乡分割、地区分割、人群分割、部门分割问题。三大基本医保制度在覆盖范围、资金来源、筹资模式、补偿机制、保障水平、经办管理、统筹层次等方面存在诸多差异，成为构建一体化城乡医保制度的障碍与挑战。

覆盖范围方面，根据是否属正规就业，不同险种面向的参保群体不同，城镇职工医保仅覆盖城镇正规就业职工，城镇居民医保和新农合主要面向非正规就业人群。资金来源方面，城镇职工医保由用人单位和个人按比例共同缴费，退休后不再缴费；而城镇居民医保和新农合由财政补贴与个人按年度进行缴费。城镇职工医保、城镇居民医保、新农合三项制度的筹资水平之比大体上是 8：2：1。[①] 筹资模式、补偿机制方面，城镇职工医保采取统账结合的筹资模式，既报销住院大病，又补偿门诊药费；而城乡居民采取现收现付制，以大病统筹为主，不设个人账户。保障水平方面，三大基本医保在医疗费用报销起付线、封顶线、共付率和报销"三大目录"等方面的差异，使三险补偿水平差距较大，城镇职工医保最高，城镇居民医保次之，新农合最低。经办管理方面，三大基本医保处于分

---

① 何文炯：《建设更加公平可持续的医疗保障制度》，《中国行政管理》2014 年第 7 期。

割管理状态，城镇职工医保和城镇居民医保由社保部门管理，新农合由卫生部门管理。

### （三）统筹层次低：医保关系转移接续上的障碍

目前三项基本医疗保险制度不仅统筹层次不同，而且统筹层次整体较低，成为城乡医保制度整合的主要障碍。三大基本医保统筹层次普遍偏低，只有少数有条件的地区实现了城镇职工医保和城镇居民医保市级统筹，新农合除个别城市外，大部分地区还停留在县级统筹层次，仅城镇职工医保就约有 2600 多个统筹单位。[①] 三大基本医疗保险目前的统筹层次与 2011 年实行的《社会保险法》中规定的省级统筹目标相差甚远。较低的统筹层次会带来如下问题：第一，导致其抵御疾病风险能力降低，按大数法则，医保统筹层次越高，参加人数越多，其筹资和共济能力就越强，基金越能够达到收支平衡，反之亦然；第二，不利于基金的监管，监管对象越多，监管的难度和成本也越高，基金管理面临的风险也越大；第三，使医疗保险转移接续遇到障碍，不同统筹地区医保政策差异大，医保关系跨地区、跨制度转移接续困难；第四，参保人异地就医报销困难，在统筹地区外定点医疗机构就医报销需要繁杂手续，而且只能先行垫付医疗费用出院后回统筹地报销，报销比例也低于本地就医，影响参合患者的就医效率。

### （四）城乡卫生资源配置不均衡：医保制度整合资源上的障碍

医疗卫生资源的均衡配置是实现城乡医疗保障制度整合的重要基础，城乡卫生总费用、人均卫生费用、占比上的非均衡，严重制约了城乡一体化医疗保障体系建立的步伐。从总额上来看，2012 年城市卫生费用为 21065 亿元，而农村仅为 6781 亿元，城市卫生总费用是农村的 3.11 倍。在人均医疗卫生费用支出上，2012 年城市人均医疗卫生费用已达 2969.0 元，而农村仅为 1055.9 元。从费用

---

① 王虎峰：《中国社会医疗保险统筹层次提升的模式选择》，《经济社会体制比较》2009 年第 6 期。

支出占比上来看，城市卫生费用占卫生总费用比例从 2000 年的 57.21% 增加到 2012 年的 75.6%，而农村占比由 42.79% 下降到 24.4%，卫生费用支出也越来越向城市集中。我国医疗卫生费用支出在东中西部地区间差距大，2012 年，人均医疗卫生经费最高的北京为 4841.29 元，最低的贵州为 1220.91 元，前者是后者的 3.97 倍。[①]

　　卫生人员数量以及床位数可以有效地衡量医疗资源配置均等化程度。卫生人员数量以及床位数在城乡之间的分布明显不均衡。城乡卫生技术人员数量上的差距显著，2013 年年末，全国共有卫生技术人员 721.1 万人，其中乡村医生和卫生员 108.1 万人，农村卫生技术人员占比仅为 15.0%。在医院、基础医疗卫生机构、公共卫生机构 3 类机构分布中，医院拥有卫生人员最多，占比 54.9%，基层医疗卫生机构卫生人员占比仅为 35.9%。每千人医疗机构床位数在城乡之间分布明显不均等，2013 年年末，全国医疗卫生机构床位中，医院占 74.1%，基层医疗卫生机构占 21.8%。2012 年城市每千人医疗机构床位数为 6.88 张，农村为 3.11 张，城市是农村的 2.21 倍。[②] 从以上统计数据可以看出，我国医疗资源配置在城乡和地区之间失衡，医疗资源分布呈现明显的倒三角形态，即医疗资源过分向上（城市）集中，尤其是城市三级、二级医院，越到基层（农村）拥有的医疗资源越少，农村医疗卫生服务的可及性远不如城市。

## 五　城乡医疗保障制度整合实践模式的优化策略

　　目前，整合城乡居民医保制度呈现不可逆转的取向，先行整合

---

　　① 卫生部：《2013 年中国卫生和计划生育统计年鉴》，中国协和医科大学出版社 2013 年版，第 108—109 页。

　　② 国家卫生和计划生育委员会：《2013 年我国卫生和计划生育事业发展统计公报》，国家卫生和计划生育委员会官网（http://www.moh.gov.cn/guihuaxxs/s10742/201405/886f82dafa34）。

地区因地制宜对整合城乡医保制度的途径和模式进行了积极的探索。实践模式共性的特征包括：梯次推进的整合之路，优先整合经办管理体制的策略，政府在制度整合中发挥主导作用。同时，整合城乡医保制度面临诸多方面障碍：缺乏顶层制度设计，制度"碎片化"、统筹层次低、卫生资源配置不均衡等，需要整体规划，提高统筹层次，优化城乡医疗资源配置，统一经办管理体制和信息管理系统，从而建立城乡一体化的医疗保障体系。

### （一）完善顶层制度设计，加快制度整合步伐

根据制度变迁的路径依赖理论，城乡二元的医保制度存在报酬递增和自我强化机制，容易陷入制度的"锁定"状态。[①] 完善顶层制度设计，加快制度整合步伐是城乡医保制度整合的必然要求。各地的实践已经证明，推进城乡居民医保制度整合，不仅是化解现行医疗保险制度诸多弊端的治本之策，而且是提升医保制度的公平性、有效性与可持续性的有效手段。在缺乏顶层制度设计和强制性制度变迁的情况下，目前城乡居民医保制度整合进展缓慢，尚未形成全国的联动态势。郑功成指出，城乡医保整合重在加快进程，整合时间越早越主动，成功的可能性越大，代价越小；整合时间越晚越被动，整合的难度越大，代价越大。[②] 城乡医保整合需要中央首先做好统一的顶层制度设计，出台相关政策，采取自上而下的推进步骤，在全国范围内推行城乡居民医保制度整合。国务院尽快出台类似于建立统一城乡居民基本养老保险制度时颁布的意见和具体衔接办法，即：完整的方案，明确整合的基本原则；目标；参保范围；基金筹集、管理、运营和监督；待遇水平；转移接续与制度衔接；经办管理服务与信息化建设等，为各地推进城乡医保整合提供制度规范和政策指导。

---

① ［美］道格拉斯·诺斯：《制度、制度变迁与经济绩效》，杭行译，上海三联书店1994年版，第50页。

② 郑功成：《从整合城乡制度入手建设公平普惠的全民医保》，《中国医疗保险》2013年第2期。

**（二）分阶段、有步骤推进城乡医保制度整合，形成梯度发展的格局**

在我国城乡经济社会发展不平衡的情况下，建立起全国统一的一元化国民健康保险制度不可能一蹴而就，整合城乡医保制度只能分阶段、有步骤地实施，逐步由多元化制度或三元化制度过渡到二元化制度，最终实现一元化制度。首先，将性质基本相同的城镇居民医保与新农合整合为城乡居民医保制度。两项制度覆盖人群特征相近，筹资模式、财政补贴标准、费用支付一致，具备内在的整合基础。建议一步到位，首先实现两项制度整合，先行地区的成功经验已经表明两项制度整合切实可行，尚未整合地区应尽快制定两项制度整合的实施方案。

其次，整合城乡居民医保和城镇职工医保。由于这两项制度差异较大，整合难度也相对较大，短期内很难实现全国范围内的统一，但是两项制度间的整合是未来城乡医保改革的重要方向。① 东莞的成功经验表明，经济发达地区已具备了必要的条件和能力，可以实施"三合一"全统一医保模式，长三角、珠三角和环渤海等地区可以率先实现城乡医保的一体化。对于还没有能力实现城乡居民医保一体化的地区，现阶段任务的重点是探索两项医保制度间的衔接机制，制定两项制度间缴费年限认定、缴费年限折算、统筹基金转结等办法，科学估算参保人所积累的参保权益，并对其进行合理补偿，解决劳动力流动和人口迁移时医保关系转移问题。

**（三）提高统筹层次，建立医疗保险关系转移接续机制**

提高统筹层次是未来城乡医保制度整合的必由之路，有利于打破制度界限，提高基金分散风险的能力，有利于劳动力的自由流动和转移，更高层次实现城乡医保的公平。目前少数先行整合地区已经实现了地市级统筹，如东莞、镇江、重庆、成都等，为全国范围

---

① 申曙光：《全民基本医疗保险制度整合的理论思考与路径构想》，《学海》2014年第 1 期。

内提高医保统筹层次积累了经验。提高城乡医保制度统筹层次涉及问题繁多，不可能一步实现省级统筹，可以分阶段提高统筹层次，由县（区）级、地市级城乡医保统筹逐步实现省级统筹。城乡医保统筹层次提高到省级，需要做到统筹标准的"六个统一"：统一筹资模式、统一城乡居民医保基金、统一补偿机制、统一经办管理机构、统一医疗服务和统一结算服务网络。提高城乡医保制度统筹层次的技术难题在于，如何缩小由于地区经济水平差距而带来的筹资水平、补偿水平差距的问题。① 解决此问题可采取在一个制度框架下建立多档次的筹资、待遇补偿机制作为过渡。由参保人根据自身医疗需求和经济实力自由选择筹资档次，随着各地经济发展水平的不断缩小和城乡居民收入的不断增加，城镇职工医保与城镇居民医保在筹资水平上的差距不断缩小，逐步实现统筹区域内城乡医保筹资、待遇标准的统一。我国部分地区经济区域化倾向明显，如长三角、珠三角和环渤海等地区，可以考虑打破行政区划界限，鼓励其率先实行区域性的统筹，使之成为实现全国统筹的一个过渡。

**（四）统一医保经办管理体制和信息管理系统，实现管理的统筹衔接**

建立统一的经办管理体制是城乡医保整合的前提和保证。从先行进行整合的经验看，各地都将管理体制与经办机制的一体化作为突破口，不约而同地将城乡医保的行政管理与经办业务划归人社部门及其经办机构。由于城乡医保定位于在省级及以上的层次上实现整合，所以，有必要在城乡医保整合的第一阶段就统一经办管理体制。整合现有经办资源，将卫生部门的新农合经办管理职能移交给人社部门及其经办机构，一步到位实现城乡医保行政管理和业务经办机构的统一，实现管理办法、经办流程的统一。经办管理也需要做顶层制度设计，从上至下做好经办流程，统一医保费用征收、账户管理、费用报销、档案管理、政策咨询等具体经办事务，统一城

---

① 仇雨临、翟绍果：《城乡医疗保障制度统筹发展研究》，中国经济出版社 2012 年版，第 219 页。

乡医保药品目录、诊疗目录和特殊医用材料目录。经办管理体制最重要的元素是信息流，实现城乡医保制度整合需要建立全国统一的、网络互联、信息共享的医疗保险信息管理系统和业务平台，推行全国统一的医保（社保）一卡通。经办管理体制和信息管理系统的统一能有效促进城乡医保的公平性、可及性，解决了多头管理、部门利益难以协调、管理成本高、重复参保、异地就医、医保关系转移接续等问题，提高了管理效率，降低了管理成本。

### （五）优化城乡医疗资源配置，为城乡医保制度整合提供有效的服务载体

由于城乡之间医疗资源分布的不均衡，使城乡居民在医疗服务可及性上存在较大的差距，即使城乡建立了一元化国民健康保险制度，农村居民也很难获得与城市居民同等水平的医疗服务，从而影响农村居民对医保资金的有效利用，无法实现全民医保所追求的"人人公平享有"基本医疗保险的目标。城乡医疗资源的均衡配置不仅是实现城乡医保制度整合的重要保障，也是提高医疗服务可及性的重要前提。实现城乡医保制度的整合，就要改变城乡医疗资源不均衡配置的现状，缩小城乡在医疗基础设施、人员配备上的差距。

优化城乡医疗资源配置，发挥政府在医疗资源优化配置中的主导作用，明确财政投入在医疗卫生资源配置中的主体地位，应从以下三个方面入手：第一，财政投入向农村医疗卫生倾斜，中央和地方在财政医疗费用的预算中都应该向农村倾斜，中央财政重点向中西部地区倾斜；第二，调整财政分配结构，重点支持农村基层医疗卫生基础设施建设、医疗卫生人才培养，通过财政投入增加提高农村基本医疗卫生服务能力；第三，变革财政投入方式，财政补贴逐步由补供方（医疗机构）为主向补需方（患者）为主转变，重点资助弱势群体参加医疗保险，提高医疗卫生资源的可及性和公平性。

加快社区医疗卫生服务平台和社区医疗保险管理服务平台建设。城市社区医疗服务网络以社区卫生服务中心建设为重点，农村医疗服务网络以乡镇卫生院和村卫生室为基础。在社区卫生服务中

心的医疗设施和设备逐渐完备，医疗技术水平逐渐提高的基础上，建立并普及全科医生制度，逐步实现社区首诊、"社区—医院"双向转诊制。改革城乡医保偿付机制，提高在城乡基层医疗机构的报销比例，引导居民"小病到社区，大病去医院"，实现医疗卫生资源合理化配置。

# 第五章

## 城乡医疗保险制度整合对
## 参保居民待遇水平的影响
### ——基于三种典型整合模式的比较

1998 年至 2007 年间，我国先后建立了城镇职工医疗保险（简称"城职医保"）、新型农村合作医疗（简称"新农合"）和城镇居民医疗保险（简称"城居医保"）三大基本医疗保险制度，逐步实现了基本医疗保险的"制度全覆盖"、"人员全覆盖"，但是城乡分割、三元并立的医疗保障体系，制度"碎片化"、管理分离、重复参保、资源浪费、保障水平城乡和地域差异较大，严重影响了"人人公平享有基本医疗保障"目标的实现。"健康公平性"一直以来被世界卫生组织（WHO）看作是人类健康事业和医疗保障制度的核心目标和价值取向。[①] 推进城乡医疗保障制度整合是深化我国医疗保障体制改革的优先目标，促使全民医保体系由形式普惠向实质公平转变。[②] 全国人大常委会委员、财经委副主任委员乌日图指出城乡医疗保险整合推进的速度并不理想，2012 年全国仅有 7 个省、21 个地级市、103 个县（区）进行了城乡居民医疗保险制度整合。2013 年统筹地区只比上年增加 2 个省、33 个市县，大部分地区城乡分割的三元分立医疗保障体系没有发生改变。[③] 现阶段城乡医疗保险整合进展缓慢，源于城乡医保制度间保障水平的差异，通

---

① World Health Organization, *Primary Health Care—Now More Than Ever: The World Health Report*, 2008, pp. 25-26.

② 郑功成：《全民医保要从形式普惠走向实质公平》，《中国医疗保险》2015 年第 3 期。

③ 乌日图：《加快整合城乡基本医疗保险制度》，《中国医疗保险》2014 年第 6 期。

过推进城职医保与城乡居民医保的整合来提高城乡居民医保待遇水平显得刻不容缓。全国各统筹地区对城乡三大医疗保险制度整合进行了先期探索与实践，比较分析了各模式典型代表城市的整合之路及福利效应，为加快推进城乡医保制度整合，提高参保居民整体福利水平提供了依据。

# 一　城乡医疗保险制度整合福利效应的理论分析

## （一）城乡医疗保险制度整合促进分配效果的累进性

医疗保障发挥收入分配的效应主要是通过医保资金的筹集和支付来实现的，进而实现参保群体的风险共担，基金的调剂范围决定了医保互助共济的范围和程度。按照医疗保险运行的大数法则，城乡医保基金合并运行无疑会提高基金运行的稳定性和使用效率，降低基金收不抵支的风险。目前先行进行城乡医保的整合试点地区多采取四个途径促进分配效果的累进性：一是扩大覆盖面，将城乡低收入居民纳入到医疗保障体系；第二，实行平等的或偏向于城乡低收入居民的补偿政策；第三，建立城乡一体化的医疗保障体系，破除劳动力资源流动的制度性障碍；第四，提高城乡医疗保障的统筹层次，使城乡医保基金在更大范围内统筹互济，解决城乡间、制度间、群体间的负担不均。[①]

## （二）增加医疗服务的有效需求

城乡医疗保险制度整合，由城乡医保统筹基金承担参保人的部分医疗费用，从而降低了参保人的医疗成本，其医疗服务的有效需求会增加，如图5—1所示，需求曲线 $D$ 将向右上方移动到 $D''$。参保人医疗服务的有效需求增加能有效缓解医疗卫生市场供给过剩的现象，使过剩的数量减少为 $Q_S-Q''$。如果需求曲线刚好移动到 $D''$

---

① 徐伟：《制度框架构建视角下的统筹城乡基本医疗保障制度研究——以江苏为例》，博士学位论文，南京农业大学，2011年，第54—55页。

位置，即新均衡价格为 $P_1$ 时，整个医疗服务市场的资源得到了充分利用，在避免了医疗资源的闲置、浪费的同时，提高了整个社会的医疗福利水平。如果增加的医疗有效需求超过了原过剩的医疗供给数量，那么，医疗供给也可能由相对过剩变为不足。

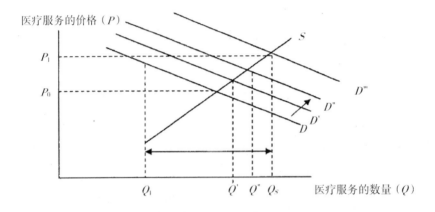

图 5—1　统筹城乡的医保制度的福利效应

### （三）方便参保人就医报销，减少管理成本

城乡医保经办管理机构的整合，可以合理整合和有效利用经办管理资源，包括人、财、物、信息等，节约经办管理的成本，从而将更多的资金投入参保对象的医疗费用报销。城乡医保经办管理机构整合，信息的互联互通减少由于信息系统分立而带来的重复参保问题，方便参保人就医报销，减少管理成本。同时，由于扩大了"大数法则"效应，将医疗保险的互助共济范围由原来城镇职工、城镇居民、农村居民内部扩大到城乡之间。这都将带来医保待遇的提升，提高参保人员的整体福利水平。

### （四）有效地发挥人保部门第三方监管职能，提高参保居民自由选择权

统一目前三大基本医疗保险的经办管理机构，将卫生部门经办管理的新型农村合作医疗的业务交由人力资源与社会保障部门经办

管理，可以较为有效地发挥人保部门第三方监管职能，通过医疗支付方式的改进和第三方购买机制控制医疗服务提供方的诱导需求及道德风险，控制过度医疗消费，从而使医疗服务的需求数量由 $Q_s$ 减少为 $Q'$，需求曲线向下移动到 $D'$，有效控制了医疗服务的价格过快上升，提高参保居民的医疗福利水平。

放开了户籍、职业双重限制，允许参保者自由选择险种或缴费档次，有利于不同收入、健康状况人群根据自身预算约束、健康状况和预期收益做出最优选择，提高医疗保障的效率。允许参保者自由选择险种或缴费档次同时也会带来逆向选择问题，即高风险人群（老、弱、病、残等）都倾向于选择参加待遇水平较高的险种，使得险种内部的疾病风险和年龄结构呈偏态分布，给基金收支平衡运行带来风险，因而参保自由选择应与城乡医保基金统筹层次的提高相结合。

## 二　城乡医疗保障制度统筹衔接的整合机理

二元经济社会结构的医疗保障制度，在各方面呈现出多样化的制度特征。城乡二元结构[①]是指维持农村传统农业和城市现代工业的二元经济形态，以及农村社会和城市社会相互分割的二元社会形态制度结构，其中包含城乡二元经济结构和社会结构。现代部门的扩张可以通过"分享物质设施、提供就业机会、传播现代思想、促进贸易"[②] 等途径使传统部门获益。但其中也存在着不利因素，这是发展中国家普遍遇到的问题。随着二元经济社会结构的嵌入，城乡户籍、土地、劳动力政策、金融体制等制度和政策存在二元分割的制度依赖和逻辑惯性，这不利于发展中国家社会发展和经济增长。随着推进工业化和城市化，扩散技术创新，转变职业身份，快

---

①　二元结构的主要代表理论和模型有美国经济学家刘易斯的"二元经济结构理论"、荷兰社会学家伯克的"二元结构社会理论"以及费景汉—拉尼斯模型和哈里斯—托罗达模型。

②　［美］阿瑟·刘易斯：《二元经济论》，施炜等译，北京经济学院出版社1989年版，第150页。

速变化的人口流动，城乡必然从二元分割走向统筹发展，逐步实现经济社会一体化。医疗保障制度可以在一定程度上免除传统部门和现代部门就业者和非就业者的疾病忧患。

嵌入二元经济社会结构的医疗保障制度，在运行、定位、治理上体现出多样化，从而决定着城乡居民参保行为的思想。基于经济联结的城乡居民，在收入低、社区参与和政府扶持的多重合力下，在受益理性的制度诱导和目标约束中，内生出统筹意愿和制衡行为。城镇职工医疗保险、城镇居民医疗保险和新型农村合作医疗保险在制度定位、设计、运行中的人群化参保、悬殊化待遇、竞争化管理和互动化服务，促进着他们之间的合作，伸展三者之间共同的健康保障功能。虽然三者在制度形态上不同，可是它们之间制度变迁的逻辑是基本一致的。从分担人群的健康风险出发向全体公民提供基本医疗保障。三大医疗保险制度在业务上博弈、功能上合作、管理中冲突、服务上竞争的复杂关系，会促使它们在制度设计上趋于平衡，使它们之间在制度运行过程中不断演化均衡和化异趋同，从而实现城乡居民医疗保障体系的统筹协调发展。

目前这三大医疗制度需要从分开到联合，实现统一规划和统筹协调。制度建设要向注重整合衔接的地方转变，从而解决居民、职工、新农合制度三者之间衔接的问题，在人员身份、居住地点发生变化时，医疗保险关系可以实现转换、转移、接续，同时探索将这三项制度逐步整合为统一的基本医保制度的方法，做到共享信息资源，衔接待遇无缝。这就需要打破分割人群、变化职业、转变身份的种种障碍，实现及时、无缝、方便参加医疗保险；根据健康责任分担的原理和平等的理念，对农民、城镇职工和居民等群体的缴费标准进行界定，逐步实现在筹资结构上优化和三项制度之间的筹资公平；根据最新医疗改革方案，未来三年这三项制度的偿付最高额基本接近一致，均达到当地农民人均纯收入、当地职工年平均工资、当地居民可支配收入的 6 倍上下，在报销比例上也要逐步拉近，实现受益的公平性和公正性。

三大医疗保险的运行机理是一致的，所以制度的整合应该主要集中在制度运行机制的待遇水平、设计与缴费设定两个方面。前者是不同制度参数上的差别，后者是实际的制度安排。在多元医疗保险制度体系向一元保险制度体系整合的过程中，首先要从管理机制和制度设计的统一起步，优先建立健全统一标准的管理和运行体系，将制度间的差别保留在保障水平和费率水平的差异上，这就为制度的不断整合奠定了坚实的基础。而缴费和待遇水平的统一只是财政投入和相关责任分配的问题。[①]

总之，城镇职工医疗保险、城镇居民医疗保险和新型农村合作医疗保险在运行、定位、绩效中的人群化、互动化和竞争化，促进着它们之间的制度合作，延伸着它们之间的健康保障功能，从而实现城乡居民"人人享有健康保障"的目标。即使它们三者之间在制度形态上存在一定差别，可是它们的制度变迁的逻辑是一致的。从分担人群的健康风险出发，通过各自的机制设计和共同的健康保障目标，也就是说，向全体公民提供基本医疗保障。因此，城乡医疗保障制度基于共同的运行机理和保障目标，通过各种制度之间的衔接和统合，向逐步趋于一体化的制度设计，可以大大降低多项制度并存的成本，从而提高医疗保障制度的健康保障功能。

## 三　三种典型整合模式对参保居民待遇水平的影响：取得的成效

### （一）"三保合二"分档模式：通过分档筹资，提升并缩小了参保居民的待遇差距

城镇职工和城乡居民待遇水平都有较大的提升，两者差距进一步缩小。在居民缴费基本保持不变的情况下，参保居民待遇水平的变化主要取决于整合前后政府补贴、年度最高支付限额、报销比例和保障内容的变化。如表5—1所示，成都市城乡医保制度整合前，各级财政对参加新农合居民补助60元；财政只对参加城镇居民医疗保险的困难群体和老年人参保给予补贴，对城镇职工参加城镇职

---

① 郑功成：《医保制度多元分割运行：不公平，损效率》，《中国劳动保障报》2009年6月9日第A3版。

工医疗保险不补贴。2009年1月1日，整合后的城乡医保提高了筹资标准和政府补贴，城乡居民基本医疗保险分设了三档缴费标准：100元/人·年；200元/人·年；300元/人·年。2009年各级财政对城乡参保居民补贴80元/人·年。为了缩小城乡医保与城镇职工医保的待遇差距，政府逐年加大财政转移支付，2014年对参加城乡居民医保的财政补贴升为320元/人·年。从表5—1中可以看出，整合后的城乡居民医疗保险制度在没有增加城乡居民缴费负担的情况下，全面提高了城乡居民医疗保障水平。城职医保年度最高支付限额由上年市平均工资的4倍升为6倍，按2010年标准计算，最高支付限额由不足10万元提高到16.4万元。整合后的城乡居民医保统一了年度最高支付限额，为上年城市居民人均可支配收入的6倍，较统筹前各区（市）县新农合按照农民人均纯收入的4—6倍的支付限额翻了一番多。① 2010年，成都又实施了城乡一体化大病补充医保制度和门诊统筹制度，将城乡居民和城镇职工全部纳入覆盖范围，进一步提高了城乡医保待遇。2014年大病医疗互助补充保险最高可报销40万元，门诊统筹最高可报销800元。

表5—1　　成都城乡医疗保险整合前后参保居民待遇水平变化

| | 整合前 | | | 整合后 | |
|---|---|---|---|---|---|
| | 城镇职工医保 | 城镇居民医保 | 新农合 | 城镇职工医保 | 城乡居民医保 |
| 政府补贴 | 对城镇职工参保不补贴 | 只对困难群体和老年人参保给予补贴 | 对参合居民统一补助60元 | 对参保者不补贴 | 对参保居民补贴80元/人·年（2014年补贴增加为320元） |
| 年度最高支付限额 | 为上年度城镇职工平均工资的4倍 | 为上年度城镇职工平均工资的4倍 | 为上年度农民人均纯收入的4—6倍 | 为上年度职工人均工资的6倍 | 为上年城市居民人均可支配收入的6倍 |

---

① 成都市医疗保险管理局：《逐一突破　并轨优化　整合资源——成都市构建城乡一体化医疗保险体系的探索》，《四川劳动保障》2011年第8期。

续表

| | 整合前 | | | 整合后 | |
| --- | --- | --- | --- | --- | --- |
| | 城镇职工医保 | 城镇居民医保 | 新农合 | 城镇职工医保 | 城乡居民医保 |
| 三级医院报销比例 | 85% | 是城镇职工医保报销比例的60%—100% | 45% | 62% | 50% |
| 保障内容 | 住院+门诊 | 住院+生育医疗补助费 | 只对住院费用报销 | 城镇职工医疗保险保障内容不变 | 住院+门诊补助+生育医疗补助费 |

资料来源：成都市人民政府：《成都市城镇职工基本医疗保险办法》，2008 年 11 月 18 日；成都市人民政府：《成都市城乡居民基本医疗保险暂行办法》，2008 年 11 月 3 日；成都市人民政府：《成都市大病医疗互助补充保险办法》，2009 年 11 月 13 日；成都市人力资源和社会保障局：《成都市基本医疗保险门诊特殊疾病管理办法（2014 年新版）》，2014 年 1 月 1 日。

### （二）"三保合二"再保险模式：通过"二次分保"提升了城乡居民医保待遇水平

"二次分保模式"的创新之处在于，引入商业保险参与基本医疗保险的部分经办管理，将城乡医疗保险制度整合、医疗保险福利水平整体提高与第三方管理相结合。湛江在推进城乡医疗保险制度整合的进程之中，将医保基金中的 15% 用来购买中国人民健康保险公司（人保健康）的大额补充医疗保险，委托其管理大病补充保险统筹金支付的管理服务。住院费用 3 万元以上的由人保健康公司来支付，在个人缴费负担和政府财政投入增长不大的情况下，利用商业保险的杠杆效应，提高了城乡居民医疗保障福利水平。如表 5—2 所示，城镇居民医保和新农合并轨前，城镇居民医保年度最高支付限额为 4 万元，新农合年度最高补偿封顶线为 3 万元，城镇居民医保三级医院的支付比例为 40%—50%，新农合为 40%。两制度整合后，城乡居民医保加大病保险年度累计最高报销金额为 5 万元，最高支付限额不断提高，2015 年增为 50 万元，城镇居民医保三级医院住院报销比例统一为 50%，城乡居民的医疗保障水平大大提高。

表5—2　湛江城乡医疗保险整合前后参保居民待遇水平变化表

| | 整合前 | | | 整合后 | |
|---|---|---|---|---|---|
| | 城镇职工医保 | 城镇居医保 | 新农合 | 城镇职工医保 | 城乡居民医保 |
| 政府补贴 | 不补贴 | 52元 | 52元 | 对城镇职工医保参保者不补贴 | 对参保人补贴80元（2015年补贴增为320元） |
| 年度最高支付限额 | 为上年度城镇职工平均工资的4倍 | 4万元/年 | 3万元/年 | 城镇职工平均工资的6倍 | 5万元（2015年增为50万元） |
| 三级医院报销比例 | 62% | 40%—50% | 40% | 62% | 50% |
| 保障内容 | 住院+门诊 | 只对住院费用报销 | 只对住院费用报销 | 住院+门诊补助 | 住院+门诊补助 |

资料来源：湛江市人民政府：《湛江市城乡居民基本医疗保险试行办法》，2008年7月11日；湛江市人民政府：《湛江市城镇居民基本医疗保险试行办法》，2007年9月26日；湛江市人力资源和社会保障局：《关于调整城乡居民基本医疗保险待遇的通知》，2014年6月18日。

### （三）"三保合一"全统一模式：用一个制度覆盖所有居民，实现人人公平享受医保待遇

参保居民待遇水平普遍提高，城乡居民医保参保者受益高于城职工医保参保者。如表5—3所示，整合后的社会基本医疗保险，以上年度全市职工月平均工资的3%进行筹资，城乡居民承担住院和门诊参保费各50%，城镇职工只承担门诊缴费部分的50%，住院参保费由用人单位缴纳。政府对城乡居民参加基本医疗保险的财政补贴力度较大，对住院和门诊参保费各补贴50%，只对职工门诊参

保费补贴20%，但这也开创了地方财政补贴城镇职工参加医疗保险的先河。① 财政对城乡居民参保补贴大幅提升，由统筹前的130元/人·年提高到170元/人·年，住院、门诊医疗保险分别补贴110元/人·年、60元/人·年。随着筹资标准的提高和政府补贴力度的加大，参保人的待遇水平也在提高。城乡居民住院最高支付限额由每年3.5万元提高到4万元，2009年调整为10万元/人·年，2013年调整为20万元/人·年。城乡居民住院基本医疗费报销比例从70%提高到95%，95%的住院基本医疗费报销比例是全国实行城乡医保整合的城市中最高的，特定门诊医疗费支付比例由60%提高到75%。② 保障内容除了统筹前的住院、特定门诊项目外，新增了社区门诊和生育医疗费两项待遇，社区门诊报销比例为60%，上不封顶，实现了保障内容由单一的住院保障向多重保障过渡。

表5—3　　东莞城乡医疗保险整合前后参保居民待遇水平变化

|  | 整合前 | | 整合后 |
|---|---|---|---|
|  | 城镇职工医保 | 城乡居民医保 | 社会基本医疗保险 |
| 财政补贴金额 | 不补贴 | 130元/人·年 | 补贴职工门诊参保费20%，补贴城乡居民住院和门诊参保费各50% |
| 最高支付限额 | 综合基本医疗保险为8万元/年；住院基本医疗保险为4万元/年 | 3.5万元/人·年 | 2008年为4万元/人·年，2009年调整为10万元/人·年，2013年调整为20万元/人·年 |
| 报销比例 | 住院基本医疗费支付比例为95% | 住院基本医疗费报销70%，特定门诊医疗费支付60% | 三级定点机构最高报销85%；特定门诊则提高到75%；门诊报销比例为60% |

---

① 王保真：《东莞市全民医保的亮点、启示和建议》，《中国卫生政策研究》2011年第9期。

② 温龚锋：《东莞今天实施城乡一体化医保》，《羊城晚报》2008年7月1日。

| | 整合前 | | 整合后 |
|---|---|---|---|
| | 城镇职工医保 | 城乡居民医保 | 社会基本医疗保险 |
| 保障内容 | 住院+门诊 | 住院+特定门诊 | 住院+社区门诊+特定门诊+生育医疗费 |

资料来源：东莞市人民政府：《关于建立东莞市社会基本医疗保险制度的通知》，2008 年 4 月 25 日；东莞市人民政府：《东莞市城乡居民基本医疗保险暂行办法》，2008 年 1 月 28 日；东莞人力资源和社会保障局：《东莞医保报销比例》，2013 年 9 月 29 日（http://dongguan.chashebao.com/yiliao/11548.html）。

通过比较分析三种典型整合模式在整体提升、缩小城乡医保待遇水平上取得的成效及存在的不足，可以发现其共性特征包括：循序渐进推进城乡医保制度整合；普遍增进了各参保群体的整体待遇水平；建立了持续稳定增长的财政补贴机制；理顺了经办管理服务体系，提升了医保基金的统筹层次。

## 四　三种典型城乡医保整合模式对参保居民待遇水平影响的评析

城乡医保制度间保障水平的差异是现阶段城乡医疗保险整合进展缓慢的重要原因。通过比较分析三种典型整合模式在整体提升、缩小城乡医保待遇水平方面的异同，得出"三保合一"全统一模式是城乡医保制度整合的目标模式，其他两种整合模式城乡居民保障水平差距正在缩小，但依然较明显，城乡医保整合普遍存在医保资金大量结余，影响了城乡医保待遇水平的提高。总结先行整合地区的探索经验，为推进城乡医保制度整合，提升参保居民待遇水平提供政策建议。

### （一）"三保合一"全统一模式最符合福利最大化原则，是城乡医保制度整合的目标模式

三种城乡医保整合模式中，"三保合一"全统一模式的保障范

围、待遇水平最高，福利效用最大，主要表现为报销比例较大、保障内容多。从实行三种模式的代表城市来看，城乡医保整合后，参保居民三级定点机构住院报销比例分别是：东莞统一为85%；成都市城镇职工为85%，城乡居民为50%—65%；湛江市城镇职工为62%，城镇居民为50%。从保障内容看，城乡医保统筹后，东莞市社会基本医疗保险保障内容包括住院、社区门诊和特定门诊三部分，成都市和湛江市城职医保和城乡居民医保的保障内容都为住院、门诊补助两种，东莞又进一步将门诊补助分为社区门诊补助和特定门诊补助，其保障范围较其他两地更大，保障程度更高。东莞社会基本医疗保险参保人享受基本医疗保险待遇，明显高于成都和湛江城乡医保参保居民。以参保人享受的次均统筹支付金额为例，2014年，东莞社会基本医疗保险住院次均统筹支付金额为8657.64元，不仅高于成都城镇职工医保和城乡居民医保次均住院报销的5206元和4462元，也高于湛江城镇职工医保和城乡居民医保次均统筹支付金额的6781.89元和3021.32元。

短期内该模式无法在全国范围内普遍推行。实现城乡医保整合离不开一定的经济基础，城乡居民医保的资金筹集主要来源于财政补贴和个人缴费，参保居民的缴费能力和地方财政补贴力度取决于统筹地区的经济发展水平，经济发展越落后的地区，城乡居民收入水平有限且差距明显，政府对其财政补助不高，城乡卫生资源配置不均衡，城职医保与城乡居民在个人缴费水平上的差距无法通过财政补贴消除。"三保合一"全统一模式要求统一的筹资条件和待遇支付能力不具备，且城镇职工医保与城乡居民医保之间在筹资方式、缴费水平与医保待遇等方面均存在较大差异，在短期内立即建立区域性统一的国民医疗保险制度的难度和阻力较大。

### （二）"三保合二"分档式模式和"三保合二"二次分保模式中城乡居民保障水平差距正在缩小，但依然较明显

为了实现应保尽保，以成都为代表的"三保合二"分档式模式设置了多层次缴费标准和与之相对应的医疗待遇水平供参保居民选择。这虽然在一定程度上提高了医保的覆盖面，但在相同起伏标准

下的分档缴费能否真正起到较好的保障效果还有待进一步验证。[①]
最高支付限额方面，2014 年城职医保年度最高支付限额按上年度职
工人均工资（49018 元）的 6 倍计算为 29 万元，城乡居民医保年
度最高支付限额按上年度城市居民人均可支配收入（32665 元）的
6 倍计算为 20 万元，城乡居民享受的医保待遇水平明显低于城镇职
工。报销比例方面，城镇职工三级医院住院报销比例为 85％，城镇
居民三级医院住院报销比例为 50％—65％。大病补充医保制度方
面，城镇职工医保参保人参加大病补充医保制度无须缴费，城乡居
民参保需按上年城镇职工平均工资的 10％缴费才可享受同等待遇。
门诊统筹制度方面，虽然城镇职工和城乡居民享受门诊医疗费用补
贴均无须另外缴费，但两类人群享受的门诊待遇却不同，城镇职工
医疗保险参保人员三级医院门诊特殊疾病医疗费用最高可报销 800
元，城乡居民医疗保险参保人员最高只能报销 500 元。

湛江城镇职工医保参保人员和城乡居民医保参保人员在医疗保
险待遇享受上的差距也较为明显。2014 年，湛江城镇职工医保在职
职工住院次均统筹支付金额为 6781.89 元，特定门诊次均统筹支付
金额为 451.74 元；退休人员住院次均统筹支付金额为 7413.48 元，
特定门诊次均统筹支付金额为 344.83 元。城乡居民医保参保人员
住院次均统筹支付金额为 3021.32 元；普通门诊次均统筹支付金额
仅为 11 元；门诊大病次均医疗费用支出为 132.44 元。[②] 城乡居民
医保参保人员住院次均享受的统筹支付待遇仅是城镇职工医保在职职
工的 44.56％，退休人员的 40.75％。门诊大病次均统筹支付金额仅
是城镇职工医保在职职工特定门诊的 29.49％，退休人员的 38.26％。

**（三）三种典型城乡医保整合模式普遍存在医保资金大量结余，
影响了城乡医保待遇水平的提高**

为了推进城乡医保一体化进程，提升医保待遇水平，各级财政

---

① 龚文君、郝佳、翟绍果：《成都市统筹城乡医疗保障制度的现状与问题》，《中国
卫生政策研究》2009 年第 12 期。

② http://gdzj.lss.gov.cn/outside/sbxxgk/sbsj/2015/0520/8041.html，2015-05-
20.

对城乡医保支持力度日益增加，但是 2013 年我国三项基本医保累计结余资金高达 9202 亿元，违背了医疗保险"以收定支、收支平衡、略有结余"的基本原则。三项基本医保资金大量结余及资金利用效率的差异，影响了城乡医保制度整合进程，导致城乡医疗保障水平不足。随着新医改的推进，三大医保资金结余率逐步下跌，但仍然较高。

以三种典型城乡医保整合模式的代表城市来看，2014 年东莞社会基本医疗保险基金总收入为 51.35 亿元，基金总支出为 50.23 亿元，其中，待遇支出 50.23 亿元；当期结余 1.12 亿元，滚存结余 44.62 亿元；统筹基金收入 43.15 亿元，支出 42.23 亿元，当期结余 0.92 亿元，滚存结余 43.19 亿元。[①] 2014 年湛江城镇职工医保基金总收入为 14.4 亿元，基金总支出为 13.7 亿元，其中，待遇支出 12.8 亿元；当期结余 0.68 亿元，滚存结余 12.3 亿元；统筹基金收入 9.45 亿元，支出 9.21 亿元，当期结余 0.24 亿元，滚存结余 10.6 亿元。城乡居民医保基金总收入 24.5 亿元，待遇支出 20.9 亿元，大病医疗保险支出 1.1 亿元，当期结余 2.5 亿元，滚存结余 19.8 亿元。[②] 成都城镇职工医保统筹基金收入 173.96 亿元，其中统筹基金收入 118.98 亿元、个人账户基金收入 54.98 亿元。基金支出 131.68 亿元，其中，统筹基金支出 83.29 亿元、个人账户基金支出 48.39 亿元。当期结余 42.28 亿元，其中，统筹基金当期结余 35.69 亿元、个人账户基金当期结余 6.59 亿元。城乡居民医保基金收入 31.33 亿元，基金支出 32.44 亿元，当期结余 -1.11 亿元。[③]

通过比较 2014 年三地医保基金收支情况可以发现，三地城镇职工医保基金当期和累计结余都较多。整合后成都城镇职工医保统筹基金当期结余率最高，达到 35.59%，远远高于东莞、湛江的

---

① http://dgsi.dg.gov.cn/html/Zwgk/c002001013//2015/38560.html，2015-04-30.

② http://gdzj.lss.gov.cn/outside/sbxxgk/sbsj/2015/0520/8041.html，2015-05-20.

③ 成都人力资源与社会保障局：《成都 2014 年度人力资源和社会保障事业发展统计公报》，2015 年 7 月 22 日（http://www.cdhrss.gov.cn/）。

2%、3%。东莞社会基本医疗保险基金滚存结余率达到了84.31%，湛江城镇职工医保基金滚存结余率为73.61%，累计结余分别相当于11个月、9个月平均支付水平，都超出了2009年国务院颁布的《关于深化医药体制改革的意见》中规定的职工医保累计结余应控制在6—9个月平均支付水平合理范围的上限，这进一步凸显了资金利用效率偏低。湛江城乡居民医保基金滚存结余率达到了81.62%，结余情况相对较好，成都已经出现了结余不足的情况。三地城镇职工医保结余水平普遍高于城乡居民医保水平，但基金结余也较高且承载了过多职能，资金使用效率有待加强。尚未实现三项医保制度全统一的成都和湛江，城职医保基金与城乡居民医保基金没有实现统筹互济，以成都为例，城职医保基金大量结余沉淀与城乡居民医保基金收不抵支同时存在。由此可见，通过推进城镇职工医保与城乡居民医保的整合，优化医保资金利用率，来提高城乡居民医保待遇水平显得刻不容缓。

### （四）"三保合二"二次分保模式：能否长久提升待遇水平有待进一步检验

以湛江为代表的"三保合二"二次分保模式存在合法性争议、"商社合作"经营目标冲突、服务外包风险、对商业保险公司的过度依赖风险、保障水平较低等局限性。[1] 该整合模式将一部分医保统筹基金向商业保险公司购买大额补充医疗保险，通过再保险方式使商业保险承担了社会医疗保险的经办业务与部分统筹账户的支付职能，社会医疗保险的福利性与商业保险的营利性存在目标冲突。医保基金在完成支付合同的待遇后，其结余资金将成为商业保险公司的利润收入，再保险模式使社会医疗保险与商业保险的功能和边界出现了模糊，也违背了医保基金专款专用的规定，使本来可用于提高参保人医疗费用报销的基金流失，其合法性成了争议的焦点。服务外包风险，商业保险公司承担的医保再保险业务总是处于亏损

---

① 王晓玲：《构建统筹城乡医疗保障制度的机制创新》，《农业经济问题》2014年第2期。

状态，"社商合作"将难以长久维持；政府与商业保险公司合作中出现利益冲突时，在尚未实现竞争性外包的情况下，政府面临对商业保险公司过度依赖的风险。在保障水平方面，该模式虽然利用商业保险的杠杆效应提高了参保者医疗待遇水平，但该模式为了减轻参保人负担，设计了较低的缴费标准，医保待遇依然处于较低的水平。上述不足之处使该模式能否长久良性运行有待进一步检验。

### （五）城居医保和新农合补偿模式与补偿机制设计不合理

目前我国城乡医疗保险制度待遇水平普遍不高，除了与参保人自付比例较高、报销比例过低、医保资金使用效率较低有关之外，还与城乡医保补偿范围和补偿方式上存在的弊端相连。一般而言，常见病的发病率远远高于重大疾病，城居医保和新农合以"保大病"为主，可能会产生以下问题：第一，"逆选择"的问题，即老年人、身体较差、有病的人倾向于参加，而年轻人、健康的人则不愿参加；第二，影响医保的受益面，只有少数大病或住院参保居民才能受益，经济条件越差的居民受益面反而更窄，因为经济条件差的居民一般更不愿住院，即使住院也会因为医保较高的自付费用而提早出院，从而享受的医保报销金额也较少；第三，降低医疗效率，影响居民的就医行为，以"保大病"为主，对门诊的报销相对较少，从而弱化了城乡居民对常见病预防和治疗的重视，其就医行为就会变成小病不看，拖成大病再去治疗，最终会加重医疗体系的治疗负担；第四，保障目标定位于保大病，使政府逃避了满足城乡居民基本医疗需求的部分保障责任。从卫生投入绩效看，常见病和多发病的及时干预所获得的健康效果远高于对大病的干预。鉴于以上原因，不少学者都认为以"保大病"为主的补偿模式存在重大缺陷，应当加以放弃，而应坚持"保大病+门诊"的补偿模式，从而提高城乡参保居民的待遇水平。[1]

---

① 谭湘渝、樊国昌：《新型农村合作医疗保险制度补偿模式研究》，《经济体制改革》2007 年第 4 期。

目前部分地区城乡医保支付方式采用的仍是后付制，没有将后付制改为预付制，后付制有众多弊端，除不利于对医疗服务提供方费用的控制、容易出现监管能力不足、报销时手续烦琐、支付途径不够方便快捷外，后付制的补偿方式还不利于中低收入参保居民享受医保待遇。事后报销需要参保者就医时先行垫付医疗费用，中低收入患大病、需长期住院的参保居民，可能因为无力先行承担住院医疗费用而放弃住院治疗。对于异地就医的参保居民来说，报销程序的复杂更是阻碍了参保居民异地就医。补偿机制设计上的不合理使得城居医保和新农合受益面窄，达不到应有的效果。

# 五　推进城乡医保制度整合，提升参保居民待遇水平的政策建议

城乡医保制度整合的重要目标之一就是要在逐渐缩小不同医保制度待遇的基础上，建立待遇享有完全统一的城乡医保制度。先行整合地区的探索经验，对全面推进城乡医保制度整合，提升参保居民待遇水平提供了依据。

## （一）城乡医保整合应符合帕累托原则，增进各参保群体的整体待遇水平

帕累托改进是指一种状态，即一项社会变革或政策变动在增加一部分人社会福利的同时，并不减少其他社会成员的福利。[①] 通过对数据进行比较分析可以发现，三种城乡医保整合模式都遵循了在没有降低城镇职工待遇水平的情况下，较大程度上提高了原城乡居民医保参保者（城镇居民和农村居民）的保障水平。在经济发展水平不同的地区分别采取不同城乡医保整合模式，允许城乡居民自由选择基本医疗保险制度，节约了卫生支出，提高了城乡居民满意度，实现了帕累托改进，即城乡居民和政府双方的利益都增加。[②]

---

[①] 王桂胜：《福利经济学》，中国劳动社会保障出版社 2007 年版，第 14 页。
[②] 王红漫：《中国城乡统筹医疗保障制度理论与实证研究》，《北京大学学报》（哲学社会科学版）2013 年第 5 期。

在城乡医保整合过程中，医疗待遇标准就高不就低，制度整合前待遇水平较低一方，整合后保障水平会得到提高，城乡医保整合打破了原有的福利分层，普遍增进了城乡居民的健康福利水平。在尚未进行城乡医保制度整合的地区，知识层次高的参保人之所以倾向于反对城乡医保整合，主要是担心城乡医保制度整合后自身的医疗保障待遇水平会下降。① 因此，城乡医保制度整合方案应符合帕累托改进原则，在保证所有参保人的现有利益都不会受损的情况下推进城乡医保制度的整合，这样才有利于顺利推进城乡医疗保险一体化工作。

**（二）逐步缩小城乡医保待遇差距，因地制宜、循序渐进推进城乡医保制度整合**

城乡医保待遇水平差距的缩小是一个长期过程。在实现了应保尽保的基础上，城乡医保制度改革开始向缩小筹资与待遇水平的差距迈进。两者待遇差距的缩小是一个动态过程，不可能立即完全消除，随着地方经济的发展，城乡居民收入的增长及财力的增强，通过逐步提高对参加城乡居民医保居民的财政补贴和提高个人缴费水平，拉近城镇职工与城乡居民在医保筹资水平上的差距，为"一个制度、同等待遇"做准备。

目前我国三种城乡医保统筹模式呈现出梯度发展态势。近年来各地在整合城乡医保方面勇于探索，取得了明显进展与成效，从中我们不难发现，各地的经济社会发展条件决定了它们的制度选择。② 东莞的实践在经济发达地区有很强的代表性，其整合经验为其他经济发达地区提供了范例，说明经济发达地区已具备了采取"三保合一"全统一模式的条件，可以率先实现城乡医保的一体化。未来城职医保和城乡居民医保制度的整合是我国医疗保障制度优化和体系

---

① 郝佳、仇雨临：《城乡医疗保障一体化的群众意愿及影响因素研究》，《经济管理》2011 年第 7 期。

② 仇雨临：《统筹城乡医疗保障制度的模式与思考》，《湖北大学学报》（哲学社会科学版）2010 年第 2 期。

完善的重要方向。① 大部分统筹地区采取的是"三保合二"分档式模式，可先行将制度设计相似、保障水平相当的城居医保和新农合整合为城乡居民医保，并在城乡居民医保一个制度框架下设立多档次的缴费标准，供参保居民自愿选择，缴费与待遇挂钩，满足了不同收入群体的不同参保需求，这也是我国今后相当长的时期内城乡医保整合的主要模式。在实现了城居医保与新农合整合的基础上，缩小并消除职工与城乡居民之间医保筹资和待遇水平上的差距，最终实现两制度的并轨，医保待遇由多重标准向单一标准转化。

### （三）实现城乡医保一体化，首先需要确定整合后医保的目标待遇水平

未来城乡医保制度整合与待遇水平调整密切相关。城乡医保制度整合的一个重要任务就是整体提高并逐步缩小三项基本医保制度之间的待遇水平差距，实现城乡医保一体化首先需要确定整合后医保的目标待遇水平。2012 年 2 月，国务院召开常务会议专门部署了"十二五"期间医药卫生体制改革的目标，提出到 2015 年，要逐步提高三项基本医疗保障待遇水平，使三项基本医保住院费用名义报销比例达到 75% 左右。② 现实中，三项基本医保的实际报销比例低于名义报销比例，如果将三项基本医保报销设置的"三大目录"（包括药品目录、医疗服务设施标准目录、诊疗项目目录）、起付线和封顶线等因素考虑进去，三项基本医保实际补偿比例要远远小于名义补偿比例，实际医疗费用在名义报销比例范围内，但有很大一部分不能得到补偿。从图 5—2 可以看出，三项基本医保的实际待遇水平，城职医保最高，城居医保次之，新农合的待遇水平最低。三项基本医保制度整合，需要迅速提高城居医保和新农合的待遇水平，使两者达到城职医保的待遇水平。

---

① 申曙光、彭浩然：《全民医保的实现路径——基于公平视角的思考》，《中国人民大学学报》2009 年第 2 期。

② 国务院：《2015 年医保住院报销比例均达到 75% 左右》（http：//newsifent. com/mainland/detail_ 2012 02/22/127003370. shtml）。

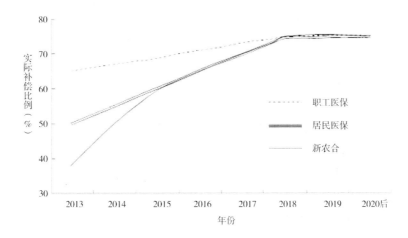

图 5—2　三大基本医保制度整合中的待遇水平调整目标示意图

　　2015 年三项基本医保住院费用支付比例均达到 75% 左右的目标，新农合待遇水平提高了 10 个百分点以上。[①] 根据对实际补偿率和名义补偿率的比较发现，名义报销比例每提高 1 个百分点，实际报销比例仅提高 0.76—0.86 个百分点。[②] 按照两者之间的关系计算，即使 2015 年三项基本医保实现了 75% 的名义报销比例，其实际报销比例也仅有 60% 左右。世界卫生组织指出保证筹资公平，建议医疗费用的实际报销标准达到 70% 以上。[③] 目前我国即使实现了 60% 的实际报销标准，三项医保待遇水平还有待进一步提高。如果实际报销比例要达到 75%，名义报销比例要达到 87%—98%，按照城居医保和新农合每年提升 5 个百分点计算，最快到 2018 年，我国三项基本医保的实际报销比例会达到 75%。

　　① 李亚青：《社会医疗保险财政补贴增长及可持续性研究——以医保制度整合为背景》，《公共管理学报》2015 年第 1 期。

　　② 李亚青：《社会医疗保险的真实保障水平研究——兼论"保障水平幻觉"》，《人口与经济》2012 年第 5 期。

　　③ ATIM C.，"Social Movements and Health Insurance: A Critical Evaluation of Voluntary", *Non-profit Insurance Schemes with Case Studies from Ghana and Cameroon*, Social Science & Medicine, Vol. 48, No. 7, 1999, pp. 881-896.

### （四）确定制度化财政补贴机制，强化中央和省级财政的出资责任

目前城乡居民医保在保障范围、水平方面明显低于城职医保。我国三项基本医疗保障报销比例大概在 45%—65% 之间，与"十二五"医改规划提出的平均 75% 的报销比例相差甚远。[①] 城乡医保待遇水平的高低主要取决于筹资水平，2012 年城居医保、新农合和城职医保的人均筹资标准分别为 308.5 元、322.9 元和 2288.7 元，新农合和城居医保的筹资水平仍远远低于城职医保。各级财政对城乡医保的补贴占国家财政支出的比例仅在 2.04%—2.85% 之间，占 GDP 的比重仅为 0.6% 左右，远远低于相关研究的经验水平。[②]

与城镇职工相比，城乡居民的缴费能力较弱，提高其自负缴费空间也有限，整合城乡医保制度，需要快速地提升城乡居民的筹资水平，直至达到城镇职工同等缴费水平；需要进一步强化政府责任，建立政府主导的资金投入机制，加大财政转移支付，缩小新农合、城居医保与城职医保的筹资和待遇差距，为三项制度的并轨准备条件。虽然近年新农合、城乡居民医保的筹资水平逐年提高，但尚未形成科学合理有效的筹资机制。可尝试根据人口规模、居民收入、医疗费用开支以及财政收入等因素，运用科学的统计方法和测算手段确定筹资水平。城镇居民和农村居民分别按照人均可支配收入、人均纯收入的一定比例缴费，政府财政补贴应根据财政收入增长、居民医疗费用开支增长情况确定，并建立持续稳定增长机制。建立各级政府责任分担机制，根据政府间财权和事权一致原则，中央和省级财政应扮演更加重要的角色，一方面进一步强化中央财政的筹资责任，另一方面增加省级财政在配套资金总额中所占比重，确定其承担地方政府配套资金中的主要责任。

---

① 王晓玲：《城乡医疗保障"一体化"：制度困境与体系重构》，《深圳大学学报》（人文社会科学版）2015 年第 2 期。

② 李亚青：《社会医疗保险财政补贴增长及可持续性研究——以医保制度整合为背景》，《公共管理学报》2015 年第 1 期。

**（五）改变城乡医保的补偿模式，使其逐步由保大病发展到保大病兼顾小病，进一步发展到保障公民的健康权益**

医疗保险的偿付标准实际上决定着医疗保险的待遇水平和健康保障功能，偿付水平越高、越公平、报销方式越简便，医保的福利效应越大，人民群众受益就越大，反之则越小。

三项基本医保制度整合面临的困境之一是城镇居民医保和新农合的补偿标准明显低于城镇职工医保，实现三项制度整合的重要任务之一就是要不断提高城镇居民医保和新农合的补偿标准，将补偿标准提高至城镇职工医保的水平，最终实现待遇水平的一致。城镇居民医保和新农合的制度建立和设计初衷是为了解决"因病致贫、因病返贫"的问题，两制度的补偿方式主要以大病住院统筹为主，即以"保大病"为主，即使发展到现在，两制度推行的依然是"住院大病统筹、门诊小额报销、特殊病补助"的办法，门诊报销的范围和比例偏低，与城镇职工医保的"住院+门诊"的补偿方式有显著的差别。

以大病统筹为主的补偿政策，容易引发供方诱导需求和"小病大医"的道德风险，在缺乏对医疗服务提供方有效监督约束的情况下造成医保基金的浪费。[①] 封进、李珍珍的实证研究表明，相对于大病统筹，医疗保障的门诊统筹与报销的比例的提高对减轻居民医疗负担的作用更为明显，如大病统筹报销比例为50%，参加新农合的居民医疗负担会降低15%，大病统筹报销比例即使提高到80%，参保居民平均医疗负担也只下降34%，而门诊与住院都补偿55%，可以使平均医疗负担下降40%，门诊与住院都补偿80%，可以下降67%。"重治疗、轻预防"一直是我国医疗卫生事业发展中存在的理念偏差，以大病统筹为主的补偿政策，很容易引发定点医疗服务机构忽视预防保健功能的发挥，不顾参保居民实际需求和支付能力，过分追求经济效益而想方设法创收，盲目增加医疗设备和设施

---

[①]　封进、李珍珍：《中国农村医疗保障制度的补偿模式研究》，《经济研究》2009年第4期。

以提高诊疗标准进行恶性竞争。根据世界公民健康权益保护和医疗保障制度发展方向，实现城镇居民医保和新农合由补偿疾病费用和收入损失向预防保健阶段转变，城镇居民医保和新农合的补偿模式逐步由保大病发展到兼顾小病，进一步发展到保障公民的健康权益。

### （六）理顺经办管理服务体系，提升医保基金的统筹层次

建立统一的经办管理服务体系是城乡医疗保障制度整合的前提和保证。从先行整合地区的经验看，各地都是以管理一体化为突破口，一步到位实现三大医保制度经办管理机构和运行体系统一，将城乡三大医疗保险业务归口于人力资源与社会保障部门及其下设经办机构，由其统一管理与经办，采用统一管理办法、统一经办服务流程及人员编制。同时，建立统一的网络平台、信息管理系统，统一定点医疗机构、药品报销目录、诊疗目录、医用材料目录、医保结算，推广全国通用的医保一卡通，实现资源和信息的共享，解决流动人员的医疗保险关系转移接续、异地报销问题，避免重复参保现象的发生。

城乡医保基金的统筹层次越高，越能充分发挥医保基金的大数法则，越能提高其抗风险能力和统筹互济调剂功能。就目前先行整合地区的城乡医保统筹层次来看，只有宁夏、天津等少数地区实现了省级统筹。总体上看，大部分统筹地区实行的是地市级统筹，如成都、湛江、东莞等地，尚未进行整合的地区，医保统筹层次多为县（区）级。可见，目前城乡医保的统筹层次总体上还处于较低的水平。全国统筹是医保基金统筹的终极目标，在探索城乡医保制度整合地区可先行实现地市级统筹，再由市级统筹向省级统筹过渡，并在较长时期内维持省级统筹，待时机成熟，最终实现全国统筹，从而使医保基金在更大范围内分散风险，提高医保待遇水平，方便参保者医疗保险关系转移续接及异地就医，实现整合后的城乡医保制度的可持续发展。

### （七）通过第三方协同管理和管理流程再造提升服务管理水平

第一，方便了参保人员费用报销。通过将社会医疗保险基金的部分支付业务委托人保健康管理，使其参与到基本医疗保险和大额补充医疗管理服务中。市社保部门与健康保险公司建立了一体化联合办公系统，对参保人报销实行"一个系统、一个窗口、一个平台、一次结算"，简化了参保人报销手续和审批流程，提升了管理效率。建立了"一体化支付结算平台"和"一体化咨询服务平台"，为城乡居民医保参保人提供一体化管理和服务，实现了社保部门、健康保险公司和定点医院之间在病人住院费用结算上的信息共享，大大方便了参保人员费用报销和对基本医疗保险、大额补充医疗的政策咨询。第二，节约了行政管理成本，同时改进了管理效率。社保部门与商业保险公司合作之后，双方建立了一体化联合办公系统，依托商业保险公司在办公平台、管理网络、人力成本等方面既有的资源，每年政府节省 5000 万元的相关办公经费，并解决了社保部门服务能力不足的问题。[①] 第三，引入了第三方管理机制，强化对医疗基金的管理和监督。保险公司在保本微利运行的压力下，有较大激励去监督定点医疗机构的医疗行为，通过组建专业医疗服务核查队伍，增强了监管部门的独立性，利用商业保险公司成熟的被保险人承保、核保核赔、风险控制技术和完善的理赔结算程序，全程跟踪定点医疗机构诊疗服务的各个过程，强化了医疗费用支出管理和过程控制，提升了对医疗服务机构的监管水平。

### （八）在基本医疗保障的基础上进一步引入市场机制，提升城乡居民医疗保障水平

湛江市在统筹城乡医疗保障发展过程中，在基本医疗保障的基础上引入市场机制，这无疑是开辟了政府购买医疗保障的一种新方式。城乡医保制度并轨后，在大幅提高医保覆盖率、参保率的同

---

① 杨兴云：《医保"湛江模式"将推广商业保险配戏》，《经济观察报》2012 年 10 月 9 日。

时，采取向商业保险机构购买服务方式延长医疗保障链条，发挥商业保险对基本医保的延伸作用，提升医疗保障能力。以湛江为代表的"三保合二"再保险模式给我们的启示是：引入市场化管理、监督机制，不仅能够提高医疗保障的运行效率，有利于降低医疗服务机构的道德风险，而且提高了参保人的待遇水平。当居民缴费能力有限、财政资金不足时，采用市场运作方式可以有效放大保障资金，提高医疗待遇水平。医保统筹基金主要承担参保居民起付线上、封顶线下医疗费用，商业保险公司承担超出部分大额医疗补助基金。2012 年国家六部委发布了开展城乡居民大病保险的指导意见，指出大病保险个人不再缴费、政府不再拨付资金，所需费用由城镇居民医保和新农合基金支付。在基本医保基金积累有限的情况下，致使试点工作的开展遇到了很大的资金困难，推进难度很大。邓微以为，建立可持续发展的大病保险制度，在不影响基本医保正常运行的情况下延长保险链条，需要本着风险共担原则，大病保险资金筹资应该由个人、政府共同承担。[①] 政府向市场购买大病保险服务坚持公开、公平、公正和诚实信用原则。要建立健全平等竞争招标机制，严格商业保险机构基本准入条件，规范招标程序。明确招标人与中标商业保险机构双方的权利和义务，同时制定有效的激励政策，落实对商业保险机构税收等相关优惠政策。与此同时，商业化运作要恰当处理城乡医疗保障中政府主导和市场化运作的关系，不能放弃政府监督管理的职能。医疗保障属于公共产品的范畴，政府应发挥主导作用，负责政策的制定、模式的设计、监管和控制，防止商业保险公司追求利润最大化而削弱医疗保障的补偿功能。

---

① 邓微：《整合各种力量构建多层次医疗保障体系》，《湖南师范大学学报》（社会科学版）2014 年第 5 期。

# 第六章

# 国外医疗保障制度城乡统筹发展的
# 经验及对我国的启示

从 2009 年启动的新一轮医改，到 2013 年年底，基本医疗保障制度基本实现全面覆盖城乡居民的目标，城乡居民参加城镇职工医疗保险、城镇居民医疗保险、新型农村合作医疗三项基本医疗保险人数超过 13 亿人，三项基本医疗保险连续三年参保率稳定在 95%以上。[①] 但是我国医疗保障制度城乡分割、群体分割、地区分割、部门分割、政策分割的格局并未从根本上改变，成为实现公平、可持续全民医保的拦路虎。我国医疗保障制度建设的最终目标是，建立起全国统一的国民健康保险制度，确保人人享有可持续的健康保障。[②] 加快推进城乡医保制度整合，应该成为医保制度定型稳定与可持续发展的首要任务。[③] 随着基本医保制度基本实现全覆盖，我国医保制度改革即将由城乡分割步入城乡医保制度整合发展的新时期。虽然党的十八大做出整合城乡居民医保的重大决策，但是城乡居民医保整合进展缓慢，全面推进制度整合的新局面尚未形成。从国际上来看，医疗保障制度一直是当今世界医疗卫生事业改革的重点和热点，世界各国都在不断探索、完善适合本国国情、公平高效的医疗保障模式，国外医疗保障制度城乡统筹发展的经验与面临的

---

① 发改委：《新农合等三项基本医疗保险参保率稳定在 95%以上》（http：//politics.people.com.cn/n/2013/0807/c 1001-22477194.html）。

② 郑功成：《中国社会保障改革与发展战略（医疗保障卷）》，人民出版社 2011 年版，第 7 页。

③ 郑功成：《城乡统筹是医保制度定型稳定的首要任务》，《中国医疗保险》2012 年第 3 期。

挑战可以为中国实现城乡一体化医疗保障制度的目标提供借鉴。

# 一　国外医疗保障城乡整合的
# 驱动机制及时机的选择

发达国家统筹城乡医疗保障制度发展有着共同的经济社会背景，第二次世界大战结束后，伴随着工业化和城市化进程的加速，农村人口在总人口中所占比重不断下降，西方各发达国家逐渐进入工业反哺农业的时期，并陆续开始推进城乡医疗保障的一体化。

## （一）工业化、城市化推动了城乡医疗保障的统筹发展

工业化、城市化是城乡医疗保障统筹发展的主要驱动力。为解决工业化、城市化过程中社会结构变动的问题，发达国家普遍建立了医疗保障制度。自20世纪60年代以来，工业化较早的发达国家城乡劳动力供给结构开始出现失衡，伴随着工业化和城市化同步推进，劳动力转移和职业转移同步进行，第一产业中出现的大量剩余劳动力逐渐被城市所吸纳，农村人口开始向城市流动。随着城乡差距逐渐扩大，社会矛盾日益突出，西方各发达国家开始对农村发展给予优惠扶持政策，以促进城乡经济社会的平衡与协调发展。在此背景下，各国陆续开始统筹城乡医疗保障制度的发展，并逐步实现了城乡医疗保障的一体化。城乡医疗保障的一体化也促进了社会结构的整合与一体化，成为社会结构转型的重要标志与内容之一。

在第二次世界大战后，西方各发达国家先后推行城乡医疗保障的一体化，绝非偶然。考察西方发达国家经济发展之路可以发现，工业和农业之间存在哺育与反哺育关系，以资金注入流向为主要内容。工业化初期为农业哺育工业发展阶段，依靠农业积累建立工业化基础，虽然这时第一产业中大量的剩余劳动力开始被城市所吸纳，农村劳动力向城市流动，但是第一产业劳动力份额超过50%以上，城市化水平较低，第一产业在国民生产总值中所占比例较高，人均GNP很低。工业化中期，随着制造业机械化、自动化水平的提

高，工业化的发展开始转向依靠自身的剩余积累，工业和农业开始
协调发展，工农业的结构比例大致为 8∶2，第一产业劳动力份额在
30%以下，城市化率达到 50%以上，但此时工业还没有足够的资金
来反哺农业。工业化后期，城乡之间的差异越来越大，发达国家进
入工业反哺农业、工业支持农业发展阶段，第一产业在国民生产总
值中的份额降低到 15%以下，第一产业劳动力的结构份额在 20%以
下，社会生产力极大提高，剩余产品大量增加，政府财政收入大幅
度提高，政府和社会已经具备了建立城乡一体化医疗保障所需要的
物质基础。

　　1948 年，英国政府按照贝弗里奇的《社会保险和相关服务》调
查报告，建成了世界上第一个"从摇篮到坟墓"的福利国家。英国
是首先建立覆盖全体国民的城乡一体化的医疗保障制度的国家。继
英国之后，瑞典、丹麦、挪威、联邦德国、法国、比利时、奥地
利、意大利、荷兰、瑞士等国也纷纷建立了覆盖城乡的社会（医
疗）保障体系。除北欧、西欧国家外，美国、日本、新西兰、澳大
利亚也纷纷效仿，构建起了本国城乡一体化的医疗保障体系。尽管
各国针对农民参加医疗保障处理方法有所不同，但就基本待遇上实
现了城乡一体与全国统一。

### （二）非经济因素对发达国家城乡医保制度整合产生了重要影响

　　目前国内外学者在评论经济发展与社会保险关系时，一般坚持
"经济决定论"的观点，当然我们在肯定经济发展对社会保险根本
制约作用的同时，也应充分重视非经济因素对社会保险制度的重要
影响。社会保险制度并非起源于经济发展最早、水平最高的英国，
而是在经济相对落后的德国，这显然与德国国内的政治、社会背景
密切相关。日本在产业化进程较早阶段就已谋求社会保险计划的引
入和普及。客观地评论经济发展与医疗保障的关系，可以发现并非
总是经济发展决定着医疗保障，与其说社会保障制度的建立与发展
要依赖经济发展水平，不如说更取决于所在国家的经济政策取向，

以及政治、社会乃至文化等诸方面的影响。<sup>①</sup> 纵观发达国家医疗保障制度建立及完善的过程，我们可以发现医疗保障不仅依赖于本国的经济发展水平，而且受到了本国的政治、人口、土地政策、伦理道德及文化等非经济因素的影响。

### （三）发达国家城乡医保制度一体化时机选择

无论是高收入国家、中等收入国家还是低收入国家都可以建立起符合本国自身实际情况的城乡统筹的医疗保障制度，如日本在产业化进程的较早阶段就把"国民皆保险"作为追求的目标，并在1961年完成了"国民皆保险"计划。新加坡在殖民政府统治、经济并不发达的时期就建立了公积金制度。而突尼斯作为一个发展中国家，20世纪60年代即开始建立全国统一管理、养老医疗工伤合一、城乡一体化的社会（医疗）保障制度。当然，高收入国家可以建立高水准、广覆盖的城乡一体化的医疗保障制度，而低收入国家只能建立起初级的、满足生存需要、解决疾病预防和疾病医治的基本医疗保障制度。上述国家的经验对发展中国家具有一定的启发性，因为发展中国家在经济起飞阶段，往往错误地将加大财政负担看作是经济发展的绊脚石。

综观西方各国城乡医疗保障统筹发展之路可以看出，医疗保障制度的建立从城市发展到乡村，是社会政治经济发展到一定程度的必然产物。<sup>②</sup> 国际社会保障协会顾问詹金斯（Jenkins, Michel）曾指出，"最难解决的问题就是非工薪职员群体的社会保障问题，在此之前农村的农业从业人员以及其他非正规行业的劳动者不能得到社会保障的有效保护事例有很多，尤其是发展中国家"<sup>③</sup>。伴随着工业化进程的加快，城乡贫富悬殊的拉大，农民面临疾病风险并由此

---

① 郑功成：《社会保障学——理念、制度、实践与思辨》，商务印书馆2004年版，第17、243页。

② 景天魁：《城乡统筹的社会保障：思路与对策》，《思想战线》2004年第一期，第27—31页。

③ Jenkins, Michel, "Extending Social Security Protection to the Entire Population: Problems and Issues", *International Social Security Review*, Vol. 46, No. 2, 1993, p. 93.

产生的其他风险因素的增加，1942 年英国经济学家贝弗里奇提出建立全体公民不分种族、信仰和财产状况，面向城乡全体国民的社会（医疗）保障制度，即建立覆盖全体国民、城乡一体化社会（医疗）保障制度，以消除社会不平等，化解社会矛盾。第二次世界大战结束后，西方各国社会（医疗）保障制度的覆盖对象从市民扩大到农民，逐步实现了城乡居民社会（医疗）保障体系的"全民化"和"一体化"。由于西方各发达国家社会经济发展水平存在着一定的差异，因此，在建立城乡统一的社会（医疗）保障制度的时间上有所不同，如德国作为世界上最早建立正式的社会保障制度的国家，从 1883 年仅针对工人的《疾病保险法》出台到 1957 年农村年金制度的建立相差了 74 年；日本城乡医疗保障制度建立的时差为 34 年（见表 6—1）。发达国家和地区在建立城乡统筹的社会（医疗）保障制度时，其工业化水平已经较高，处于工业化的中后期，农业经济总量比重在 GDP 的 10% 以下，农村人口占总人口的 30% 以下。[①]

表 6—1 　　　　发达国家（地区）城乡医疗保险建立时间

| 国家和地区 | 建立社会健康保险制度的时间（年份） | | 建立社会养老保险制度的时间（年份） | | 建立农村社会养老保险时农业占 GDP 的比重（%） |
| --- | --- | --- | --- | --- | --- |
| | 城市 | 农村 | 城市 | 农村 | |
| 德国 | 1883 | 1887 | 1889 | 1957 | 5.7 |
| 日本 | 1927 | 1961 | 1941 | 1971 | 6 |
| 丹麦 | 1892 | 1969 | 1891 | 1977 | 6.9 |
| 美国 | 1965 | — | 1935 | 1990 | 2 |
| 加拿大 | 1958 | 1968 | 1927 | 1990 | 3.4 |
| 中国台湾 | 1950 | 1989 | 1950 | 1994 | — |

资料来源：王国军：《中国城乡社会保障制度衔接初探》，《战略与管理》2000 年第 2 期。

---

[①] 杨小丽：《区域性统筹城乡医疗保障制度的研究》，博士学位论文，华中科技大学，2010 年，第 58 页。

# 二 三种典型医疗保障模式及统筹城乡发展之路

医疗保障制度历经百余年的发展和演变，现代世界的每个国家都建立了自己的医疗保障体系，由于医疗保障制度安排受到政治结构、经济水平、文化因素等的影响，各个国家的医疗保障制度有很大差异，现代医疗保障制度模式呈现出多样性特征。根据医疗保障筹资机制、政府发挥作用以及医疗服务的传递可将目前各国的医疗保障制度分为四种模式：国民健康保障模式、社会医疗保险模式、商业医疗保险主导模式和储蓄医疗保险模式，其中国外学者最常比较也是最具代表性的是前三种模式。综观西方各国医疗保障制度发展之路可以看出，不同医疗保障模式在城乡一体化的医疗保障制度构建过程中各具特色。

## （一）国民健康保障模式：一步到位实现城乡医保一体化

国民健康保障模式是在《贝弗里奇报告》的基础上建立起来的，亦称贝弗里奇模式或政府计划型全民医疗保险。国民健康保障模式建立的原则是平等性和福利性。典型代表国家是英国、瑞典、芬兰等北欧诸国。政府把医疗保障作为完全的公共产品直接提供给全体国民，制度覆盖全体国民，全体国民在医疗服务与保障方面享有平等的权利。政府主要通过税收的方式来统一筹资、管理和使用医保资金，服务由国有医院和领取薪金的医生提供。政府采用计划性供给体制，运用公共资金直接开设医疗机构、雇佣医务人员、购置医疗设备提供医疗服务，或者政府承担医疗服务的购买者和药品供给者的角色。国民健康保障支付的项目主要包括医药费补助、医疗费补助、疾病补贴等。

第二次世界大战后，英国背离自由放任传统，将创建"福利国家"作为追求的目标。按照贝弗里奇提出的社会保障普遍性、统一性原则，英国在1946年通过了《国民健康服务法》，在战后百废待兴的情况下，英国迅速实现了覆盖全体国民的城乡一体化的医疗保障制度。英国国民健康服务的资金98%来自国家的直接税收，只有2%来自患者的非免费医疗收入。[1] 英国是世界上第一个实行全民医保的国家。1964年，英国颁布《国家卫生服务法》，确保所有公民都享有免费医疗的权利，由此实行全民医疗。

　　该模式城乡医保采取形式与内容完全一致的"统一模式"。国民健康保障模式的特点是：第一，覆盖面广，公平性强。明确了健康是全体居民应该享有的权利，不论就业与否、所处地理位置、年龄、收入水平等，只要是本国常住人口都可以享受全方位的免费医疗服务。国民健康保障模式具有覆盖面广、基本免费或只需缴纳很少部分的费用，城乡居民就可享受到所需的医疗服务，个人享受的医疗服务与其缴费之间没有直接联系，实现了"人人享有初级卫生保健"，被公认为世界上最公平的制度之一。

　　第二，医疗资源分配合理。英国建立了由综合或专科医院、全科医师服务、社区医疗组成的金字塔型三级医疗服务网络，政府计划预算和配置医疗资源，直接举办和管理医疗机构、配置卫生资源、雇佣医务人员，实现了全民相对公平合理地利用医疗卫生资源。完善的社区卫生服务是该医疗保障模式的一个特点。大多数医院属于公立医院，大多数医生都是政府雇员，并率先实行了首诊制和双向转诊制度。

　　第三，成本低。根据1998年经合组织对29个国家的医疗保险数据比较分析，英国在医疗保险方面的花费是发达国家中最低的。[2]英国的医疗保险费占国内生产总值的6.7%，美国是13.6%，但英国婴儿死亡率与美国大体相当，平均寿命比美国人略高。[3]

　　第四，政府在其中扮演了极其重要的角色，政府全面介入医疗保障，属于政府计划型全民医保，政府通过购买医疗服务的方式提

---

[1]　Lattrene A. Graig, *Health of Nations: An International Perspective on U. S. Health Care Reform*, Washington, D. C.: Congressional Quarterly Inc., 1999, p. 157.

[2]　高芳英:《欧美三大医疗保险模式特点的历史考察》,《贵州社会科学》2010年第10期。

[3]　DECD, *A Comparative Analysis of 29 Countries*, Paris: World Bank Health Data, 1998.

供医疗保障。2010 年英国财政预算医疗保障 119. 8 亿英镑，其中政府负担 119. 5 亿英镑，几乎完全负担起了全部费用。① 政府不仅负责医保筹资管理和直接提供或购买医疗服务全过程行为，而且优化医疗资源配置，确保资源覆盖全体国民。

### （二）社会医疗保险模式：渐进式实现医疗保障城乡统筹

社会医疗保险模式中城乡医疗保障是通过渐进方式实现整合的，采取城乡制度分立但内容统分结合"有差别的统一模式"，具有代表性的国家有德国、日本和法国。该模式因其在 1883 年（德国俾斯麦时期）首创而得名，是国家立法强制推行的医疗保障制度，也是建立最早、使用最多的一种医疗保险模式。鉴于城市与农村居民在收入、职业、面临风险等方面的差异，上述国家针对不同人群建立了有统有分的医疗保障制度。目前，世界上已有 100 多个国家和地区采用了这一模式。②

其典型特征是：国家通过立法建立医疗保障体制，强制居民参保；该医疗保障模式覆盖人群较广，但没有覆盖全体国民；强调权利与义务相对应；筹资采取雇主和雇员依法按比例共同缴纳为主，政府酌情补贴为辅，参保居民的医疗费用支付有三部分，即就个人加入国民健康保险所缴纳的保险费，中央、地方政府的医疗补助费及就诊时个人所支付的医疗费；医疗服务由私人医院和医生提供；实行现收现付制，坚持社会统筹、互助共济原则；医疗保险一般采取国家公共机构和自治团体协作的方式进行运营和管理。医疗保险既可以由国家公共机关运营和管理，也可以由中介组织具体实施，避免市场对制度的冲击，保证了制度运营的稳定性、公正性和权威性。采用此种模式的国家医疗保障一开始为城乡分割，覆盖对象从城市扩大到农村，一般都经历了漫长的过程，存在一个时间差。然后逐步建立了覆盖全民、标准统一、惠及城乡全体民众的医疗保障

① 杨红燕、陈天红：《英国财政社会保障支出制度结构与公平性分析》，《武汉理工大学学报》（社会科学版）2013 年第 4 期。

② James C. Robinson， "Consolidation and Transformation of Competition in Health Insurance"， *Health Affairs*， Vol. 23， No. 6， 2004， pp. 11—24.

制度。德国从 1883 年的《疾病保险法》，到 1911 年统一的《帝国保险法》，将医疗保险扩大到农村居民，建立的时差为 28 年。日本从 1922 年第一部医疗保险立法《雇员医疗保险法案》，到 1961 年修改的《国民医疗保险法案》，建立起覆盖全民的医疗保险体系，城乡医疗保障制度建立的时差为 39 年。

以德国为代表的社会医疗保险型制度的特点是统筹互助共济性强，能够实现医疗资金在不同收入群体之间、在健康群体与病弱群体之间的重新分配。韩国通过对雇员医疗保险计划和地区医疗保险计划的制度整合，不仅解决了筹资不公平的问题，而且收入再分配效果明显。根据 2008 年的统计数据，所有参保者按收入分为 5 等分，最低收入组的保费支出相当于最高收入组的 1/5，但他们得到的却是类似的医疗服务待遇。①

### （三）商业医疗保险主导模式：全民医保步履艰难

商业医疗保险模式依据市场机制运转，在商业保险法规的规范下，医疗服务和医疗保险产品的供求状况由医疗市场及保险市场决定，以营利为目的，个人或企业团体自愿购买的一种制度模式。美国是推行此种模式最典型的国家，采取以商业健康保险为主、公共医疗保障为辅的模式。由于政府的介入相当有限，20 世纪 30 年代以前，美国没有任何的医疗保险计划，随后私人医疗保险制度快速发展，一直到 1965 年，国会才通过医疗援助（Medicaid）和医疗照顾（Medicare）两大公共医疗保障计划，但两类医疗保险都有资格限制，所以医疗保险并不能覆盖全民。以市场医疗保险制度及社会医疗救助制度为主体，这两项计划作为美国医疗保险的辅助项目，弥补了高度市场化影响下医疗保险领域的某些缺陷，提高了医疗保险的覆盖率。

商业医疗保障模式呈现以下特点：

没有统一的医疗保险，以私营医疗保险为主，覆盖面窄，公平

---

① Chung, Hyung-Gun, *National Health Insurance Program of Korea*; *Achievement and Challenges*, Training Course on Social Health Insurance, Korea, No. 8, 2010, p. 123.

性较低。公共和私人医疗保险计划同时存在，以私立医疗保险为主，政府公共医疗项目为辅的商业模式来实现。多数的医疗服务和医疗保险机构是以营利为目的，政府只向那些没有私人保险的低收入困难群体提供公共保险计划。政府未建立覆盖全民的医疗保障制度，商业医疗保险模式下部分居民游离于医疗保障之外或保障不足，医疗服务的可及性非常不公平。众所周知，在发达国家中，美国是唯一没有实行全民覆盖的国家。截至 2008 年年底，美国大约有 4634 万人没有医疗保险，占人口总数的 15.4%，8000 万人曾因高昂的医疗费用而无法接受治疗。[①] 医疗市场化。以私立医疗保险为主，导致数量庞大的无保险人群，医疗卫生资源享受与分布不均匀，存在着城乡和阶层差别，农村地区医师的缺乏和贫穷地区医疗服务质量不良，公共医疗保障的受益人几乎被排斥在主流的医疗服务之外，体现了所谓的"二元福利体制"的特点。[②] 高度市场化。美国医疗服务和医疗保险产品的供求状况由市场决定，医疗服务和医疗保险提供方和需求方拥有高度自主性，医疗的市场化迫使医疗保险组织不断改革保险计划、服务范围与方式，医疗服务提供方不断提高医疗服务质量，降低医疗服务成本。医疗的市场化促进了多种医疗机构之间和医疗保险组织之间的竞争，提高了效率。

政府介入医疗保障相当有限。在商业医疗保障模式中，政府的作用一直次于市场，即所谓的"最佳配角"。[③] 在国家医疗保险和社会医疗保险模式中，政府在医疗保障中扮演的是一个核心作用，而在商业医疗保险模式中政府的角色却是辅助性的，这是此模式不同于其他医疗保障模式的一个重要特点。政府不直接干预医疗保险市场或者干预力度非常弱，美国政府在医疗保障制度当中的作用主要体现在三个方面：一是以立法和管理的形式，规范高度市场化的医疗体制，保证医疗市场的稳定和医疗质量；二是承担补缺角色，仅以公立形式为特殊困难人群（老年人、低收入者、残疾人、退伍军

---

① 朱铭来、陈妍：《美国医疗保障制度改革述评》，《保险研究》2010 年第 11 期。

② ［美］约翰·F. 沃克、哈罗德·G. 瓦特：《美国大政府的兴起》，刘进等译，重庆出版社 2001 年版，第 120 页。

③ 张奇林：《美国医疗保障制度评估》，《美国研究》2005 年第 1 期。

人等）提供医疗照顾和医疗救助；三是政府为提供医疗保险的非营利性组织免除其纳税，监督其运行。

# 三　国外医疗保障城乡统筹发展的有益经验

纵观国外医疗保障制度发展之路，不同医疗保障模式在城乡一体化的医疗保障制度构建过程中各具特色。通过分析三种典型医疗保障模式城乡统筹发展之路和经验，得到促进我国医疗保障制度城乡统筹的若干启示：分阶段、有步骤地推动城乡医保制度整合；明确与强化政府责任；探索城乡医疗保障制度与公共卫生制度紧密结合、相互促进的机制；构建城乡一体化医疗救助，并实现与城乡基本医疗保险制度的无缝衔接。

## （一）国外城乡医疗保障统筹发展的总体思路：渐进改革与发展的全民医保之路

建立覆盖全体国民、城乡一体化医疗保障制度是三种医保模式的共同特征。目前全球三种主要医疗保障模式各有优劣，但从各模式发展历程上来看，都经历了从医疗保障内容体系发展到注重整合结构体系，进而发展到完善层次体系的历史过程。[①] 内容体系注重建立医疗保障项目应对社会风险；制度结构体系关注医疗保障的覆盖面和制度之间的整合；层次结构体系侧重于医疗保障各主体所承担的制度责任。纵观西方各国医保建立过程，医疗保障制度的建立从城市发展到乡村，是社会政治经济发展到一定程度的必然产物。[②] 城乡医疗保障统筹发展之路，优先实现人口全覆盖，然后，对城乡医保制度进行整合，这是多数国家比较普遍的做法。在第二次世界大战后，工业化、城市化促进城乡医疗保障的统筹发展，西方各发达国家先后推出了医疗保障的城乡一体化，在很多国家全民医疗保

---

① 丁建定：《西方国家社会保障制度史》，高等教育出版社 2011 年版，第 378—379 页。

② 景天魁：《城乡统筹的社会保障：思路与对策》，《思想战线》2004 年第 1 期。

障从提议建立、通过立法到全面实施需要 10 年左右的时间。截至 2005 年，全球近一半的国家已经实现了覆盖全民的医疗保障。① 实现全民医保是各国医疗保障制度发展的目标。1942 年，作为英国全民医保方案蓝本的《贝弗里奇报告》发表，1946 年议会通过《国民健康服务法》，1948 年正式实施。日本医疗保障制度改革始终坚持"国民皆保险"的方针不动摇。第二次世界大战刚结束，日本就提出了"全民皆保险"，1957 年成立了专门的推进机构——社会福利部，1958 年年末通过实现全民皆有保险的《国民保险法》，1961 年正式实施。美国虽然是发达国家中唯一没有实行全民覆盖的国家，但是它曾发起过一次又一次推行全民医保的运动，从克林顿到奥巴马，近几届美国总统无一例外都将实现全民医疗保险作为施政的重点。2010 年 3 月医改法案最终获得国会批准，全民医疗保险目标将正式实施。

医疗保障的覆盖对象经历了由工业顺延到农业、由城市拓展到乡村、由部分职业人群逐步向全体国民拓展的过程，一般都经历了漫长的时期，存在一个很长的时间差。如日本城乡医疗保障制度建立的时间差为 34 年，加拿大为 10 年，德国为 4 年，中国台湾地区为 44 年。② 城乡医疗保障制度建立存在时间差表明，农村建立医疗保障制度滞后于城市是社会经济发展的普遍现象，时间差的长短与各国社会经济和人口状况等因素有关。各国由于经济社会发展水平存在着一定的差异，在建立城乡统一的医疗保障制度上存在时间差。

### （二）统筹城乡医疗保障制度的前提和重要保证：政府财政支持

医疗保障制度属于准公共产品，有较强的正外部效应，因而会出现市场失灵，所以需要政府的鼎力支持和投入。政府在医疗保障中的首要职责是积极解决医疗保险基金投入不足和公共医疗供给的

---

① 贡森：《财政应该支持建立全民基本医疗保障制度》，《市场与人口分析》2006 年第 5 期。

② 孙淑云：《医疗保障制度国际经验对新型合作医疗的启示》，《山西大学学报》（哲学社会科学版）2008 年第 6 期。

问题。国外经验表明，医疗保障实现城乡统筹与政府的财政支持密不可分。由于三种医疗保障模式所依据的保障理论以及保障方式的差异，政府在医疗保障制度城乡统筹中的责任和作用存在差别，但是医疗保障制度城乡统筹的发展历程表明，实现全民医保绝不能完全依靠市场机制来解决，政府财政支持是实现医疗保障制度城乡整合的前提。首先要通过制度安排和财政支持来保证医疗保险和医疗服务的全面覆盖和可及性。国家保险型医疗保障采取的是政府计划型供给体制，由政府财政筹集资金向国民提供免费医疗服务。目前被采用最多的社会医疗保险模式，医疗保险从正式部门向非正式部门扩张，在实现医疗保险全民覆盖的过程中，政府的财政补助扮演着重要的角色。日本国库不但负担覆盖全民的国民健康保险50%的支付费，而且还对保险者运营保险制度所产生的部分事务费给予补贴，以保证医疗保险水平和负担的公平性。随着医疗费总额的上升，国家对医疗保险的负担也在不断增加。[①] 韩国政府为了顺利实现医疗保险覆盖非正式部门，政府财政承担了非正式部门人员参加的地区医疗保险缴费的50%。[②] 韩国通过有力的财政补助以及"低水平广覆盖"策略，优先实现了人口维度的全覆盖。美国商业医疗保险模式的医疗市场化程度过高，政府干预过少，导致医疗保险的覆盖率过低。奥巴马政府医疗改革的目的之一就是为了实现医疗保险的全民覆盖和改善医疗保险的可及性，使医疗保险的覆盖面从目前的85%提高到95%。新医改法案强化了政府对医疗保险和医疗服务市场的干预，加强了政府的资金支持，增加了对社区医疗中心的资金投入，向重病患者提供补贴帮助投保，向低收入家庭提供补贴用于保险成本，提高其为贫困人口的医疗服务能力。

### （三）准确定位政府职能，多元治理替代传统的政府管理

在公共管理理念的革新影响下，国外城乡医疗保障统筹过程中管理模式出现了新的发展趋势：多元治理替代传统的政府管理，并

---

① 宋金文：《日本医疗保险体制的现状与改革》，《日本学刊》2005年第3期。

② Kwon, Soonman, *Thirty Years of National Health insurance in South Korea*; *Lessons for Achieving Universal Healthcare Coverage*, Health Policy and Planning, No. 24, 2009, p. 67.

充分发挥民间组织在医疗保障管理中的重要作用。在城乡医疗保障统筹过程中，改变传统的卫生部门或社会保障部门主管运营医疗保障的模式，民间组织成为政府、市场之外的必要补充形式，由其代为政府执行公共权力，提高了政府管理效能，最终形成一个良性的医疗保障的社会治理结构。德国作为社会医疗保险模式的典型代表，采用自主管理、鼓励竞争的模式，政府不参与医疗保险管理的具体事务，而是由根据区域和行业划分的自治性社会管理组织——疾病基金会，作为承办及管理法定医疗保险的主体机构，疾病基金会实行自主经营、自我管理和自负盈亏，投保人可以自主选择基金会，政府主要对这些组织加强宏观监管。政府与社会组织协作管理医疗保障，一方面可避免政府干预过多导致效率低下，另一方面发挥了社会组织的专业知识能力，通过相互竞争降低了管理的成本，提高了医疗服务的质量，公私合作管理医疗保障被越来越多的国家效仿。韩国的医疗保险体系也是由政府部门和非营利性组织共同管理的，作为政府部门的健康与福利部主要负责颁布法律、制度设计以及管理和监督，作为非营利组织的国家健康保险公司和保险监督机构分别负责管理全国健康保险计划和监督国家健康保险公司。在这一治理结构下，政府真正以监督者的身份审视医疗保险制度管理与运行情况，不再负责具体的医疗保险事务，更好实现了医疗保险的治理效能。①

医疗保障中政府和市场的责任边界逐渐明晰，政府调控与自由竞争并存的"中间道路"成为改革方向。在三种医疗保障模式中，政府对于国家保险型模式的控制过于集中，计划性和分配性太强，医疗保险和服务市场缺乏竞争，效率较为低下。自20世纪90年代以来，英国国家保险型模式吸取了美国经济学家阿兰·恩托文（Alain Enthoven）的内部市场构想，在实践中逐渐增强了医疗保险服务系统内部的市场竞争性，希望通过竞争来提高医疗服务体系的效率。美国的商业保险模式市场化程度过高，政府干预过少，导致

---

① 孙菊：《全民覆盖视角下的韩国医疗保险制度研究》，《武汉大学学报》（哲学社会科学版）2013年第6期。

医疗保险的覆盖率过低，透过奥巴马的医改法案中政府的干预政策和措施，可以看出美国开始对过度市场化的商业医疗保险模式进行反思，采取了与国家医疗保险模式和社会保险模式相一致的改革举动。医疗保障中注重同时发挥社会和市场机制的作用。政府在医疗保障中的职能主要定位于：负责颁布法律、制定政策；承担部分筹资责任；管理和监督；对医疗保险难以涵盖的人群承担责任，在医疗保障制度城乡整合中起到宏观调控的作用。

### （四）优化医疗资源的配置，重点向农村和贫穷群体倾斜

　　政府支持更多的医疗资源偏向农村和弱势群体已经成为国外医疗保障城乡统筹发展的惯例。在印度政府的大力支持下，印度早在20世纪50年代初期，就在广大农村地区建立了医疗服务网络。印度也是最早建立初级卫生保健网的国家之一。自尼赫鲁政府以来，历届政府始终坚持将医疗卫生财政投入主要用于贫困者及弱势群体的原则。[①] 为了解决农村贫困地区医务人员严重缺乏问题，印度政府采取合约聘用招募医生、发放特殊津贴等鼓励措施吸引医务人员去贫困地区工作。巴西政府重视农村卫生服务体系建设，设立专项经费资助农村医疗保健计划。巴西的"家庭健康计划"所需资金几乎全部来自政府，从而保证了农村医疗保障制度的平稳运行。对农村医务工作者，联邦政府为其提供启动资金及生活补助，确保农村医务工作者工资是城市同类人员的2倍以上。[②] 泰国的"30铢计划"，主要针对农民及流动人口的全民医疗服务计划，经费来源于政府的专项预算，参保者到定点医疗机构就诊，不分住院、门诊，只需交纳30铢的挂号费（约折合6元人民币），低收入农民还可给予免收挂号费的优惠。

　　各国针对社会低收入的边缘群体普遍建立了医疗救助制度。一方面通过建立救助资金对社会低收入的弱势人群看病后给予就诊费用减免或者部分补偿；另一方面通过减免弱势人群参加医疗应缴保

---

① 李琼：《印度医疗保障体系公平性分析》，《经济评论》2009年第4期。
② 张建平：《发展中国家建立农村医疗保障制度的经验及其启示》，《西北大学学报》（哲学社会科学版）2007年第2期。

险费或者税收的办法使其参加医疗保障制度。英国的低收入者计划对符合规定的群体豁免自付部分医疗费用；澳大利亚实行低收入保健卡制度，持卡人就医时，可获得相应的医疗费用的减免；德国采取资助参保与自付费减免相结合的方式对于低收入群体和其他特定群体的医疗救助；法国对低收入者实行全额报销医疗费用和为其购买补充保险相结合的医疗救助。上述各国医疗救助制度都采用事先救助方式，被确定为救助者在患病就医时，直接在医疗服务机构享受相应的服务待遇，从而增加了医疗服务的可及性。

加大社区基层医疗资源的投资力度，建立全科医生制度，提高医疗卫生服务的公平性和可及性。国家医疗保险模式通过政府计划预算和统筹分配，实现全民享有医疗资源和消费医疗资源的相对公平。为了抑制医疗费用增长，获得更好的成本效益，英国将卫生服务重心从临床治疗转向预防保健项目，进一步加大了对基层医疗的投资力度。英国医疗保险资金的30%分配给基层医疗服务部门和以社区为基础的老年病人服务中心。[1] 英国建立了充当着医疗服务"守门人"的作用的全科医生制度，将全科医生融入国民医疗服务体系之中，并被纳入所在地区的初级医保团，初级医保团得到国家的直接拨款，并直接支配国家卫生服务预算的75%。[2] 英国通过增加社区基层医疗投入和建立全科医生的首诊制度，增加疾病预防、治疗、健康保健等服务的可及性，合理利用了基层医疗资源。

### （五）政府作为城乡医保整合制度变迁主体，发挥了主导作用

发达国家政府在城乡医保整合制度过程中发挥了非常重要的作用。虽然三种典型医疗保障模式的城乡医保统筹之路各不相同，但其城乡医保制度整合与医疗保障制度理念相契合。政府在城乡医保制度整合中的主导作用主要体现在：政策引导、法律强制实

---

① Donald W. Light, "From Managed Competition to Managed Cooperation: Theory and Lessons from the British Experience", *The Milbank Quarterly*, No. 3, 1997, p. 75.

② 徐伟：《国际经验对我国医疗保险费用控制机制的启示》，《世界经济与政治论坛》2010 年第 2 期。

施、制度设计、资金支持、机构监督、直接提供医疗保障产品等方面。三种典型医疗保障模式中政府干预力度不尽相同，国民健康保障模式政府干预力度最强，社会医疗保险模式次之，商业医疗保险主导模式最弱。以三种典型医疗保障模式的代表国家为例，英国政府在城乡医疗保障制度整合中承担了制度设计、提供资金、直接管理运行等全面职能。德国政府在城乡医疗保障制度整合方面的主导作用主要体现在：政府虽然不直接参与城乡医保的具体经办管理，但负责制定相关法律法规、设计具体整合方案及对其运行过程进行监督，并协调各参与方利益，控制医疗服务费用、药价、诊疗项目等费用。相比前两种模式的代表国家，美国政府介入城乡医疗保障制度整合力度相当有限，雇主和雇员在参加医疗保险方面拥有很大的自主权，政府在医疗保障中只承担补缺的角色，即只为制度的有效运行创造良好的条件，仅负责特殊困难群体的医保责任，相比前两种模式，政府在对城乡医保监督、管理、服务递送等方面的作用较小。在美国城乡医疗保障制度整合中，政府一直扮演了"最佳配角"的角色，作用一直次于市场。相关学者在对上述国家政府在城乡医保中承担责任进行绩效评估后得出，德国政府绩效最高，为54.852；英国次之，为66.072；美国最低，为42.540。[①] 由此可见，发达国家由于历史传统、政治体制、文化习俗等差异，政府在城乡医保制度整合中承担的责任也不相同。

# 四　国外城乡医疗保障制度统筹发展对我国的启示

## （一）我国城乡医保制度非均衡的根源：经济根源与财政诱因

我国城镇现代化的大工业与农村传统的落后农业并存为特征的二元经济结构与城乡二元的医疗保障格局之间关系密切。首先，从

---

① 张再生：《发达国家医疗保障城乡统筹中政府责任》，《中国医疗保险》2014年第3期。

城乡居民的参保积极性和投保支付能力来看，农民群体的低收入水平导致其参保积极性低于城镇职工和居民，参保缴费支付能力低下。其次，从城乡居民的社会化程度来看，我国农村人口居住地相对城镇居民地理位置分散，交通不便，与市场联系较少，社会化程度低，与现代社会医疗保险制度所需的组织程度仍有很大的差距。最后，二元医疗保障结构长期固定化的根源在于计划经济体制和传统工业化模式。从城乡经济社会发展的政策来看，我国曾经采取了完全用计划指令和行政手段进行资源配置，实行过工农业的剪刀差政策，即牺牲农业来支持工业发展的非均衡的工业化发展道路。该发展模式摒弃市场机制，最终造成了城乡分治，国家工业化和城镇医疗保障是以牺牲大多数农民的利益为代价建立和发展起来的。

分税制改革以前，中央财政收入汲取能力严重不足，不得已只能把包括医疗保障在内的社会保障政府财政责任推给地方，在地方财政不足的中西部地区也只能将有限的财政支持放在城市医疗保障，导致 2003 年以前，我国医疗保障仅覆盖城镇职工，广大农村居民和城镇非正规就业居民没有享受任何医疗保障。分税制改革以后，在中央政府财政收入能力显著提升的情况下，中央层面开始逐步重视民生事业，并逐渐将其放到了与经济建设同样的高度。在医疗保障领域的重要表现就是：2003 年，我国开始在农村试点新农合并着手建立农村医疗救助制度；2007 年，建立了针对城镇未就业和自由就业居民为主要对象的城镇居民医保和城市医疗救助。政府为了试点和推行新农合和城镇居民医保制度，采取了各级财政直接资助上述居民参加相应的医保制度，中央财政逐渐加大了对城乡居民尤其是贫困地区医保的支持力度。相比中央政府在医疗保障中财权与事权逐渐匹配，省级以下基层政府财权与事权不匹配，尤其是中西部地方政府在新农合和城镇居民医保试点和推行资助的配套资金方面常常很吃力，进而在紧张的财政预算中削减对新农合和城镇居民医保的投入，并设置了苛刻的起付线、封顶线、共付率、三个目录（药品目录、诊疗目录、医疗服务设施目录）等控制其待遇水平，成为一种无奈的选择。①

### （二）分阶段、有步骤地推动城乡医保制度整合

纵观西方各发达国家城乡医疗保障制度的发展脉络，渐进式的改革道路有利于城乡医保平稳整合。德国医疗保险制度在全国普及的过程不是一步到位，不管是成立阶段还是发展成熟阶段，都呈现渐进性的特征，经历了制度内统筹与整合、制度外环境优化的阶段。日本早在1922年就颁布了第一部《健康保险法》，1961年才最终确立了统筹城乡的国民皆保险制度体系。韩国在1977年开始面向企业职工实施强制性医疗保险，1989年最终将人口全部纳入医疗保险制度，为提高筹资公平性和降低管理成本，先后进行多次制度整合，实现城乡居民医疗保障体系的一体化经历了一个渐进的过程。

虽然我国覆盖全体国民的基本医疗保障体系已经建立，实现了基本医保的"制度全覆盖"，但是城乡医保制度依然处于分割运行状态，三项基本医疗保险制度分别覆盖不同的人群，在参保原则、筹资方式、缴费水平、统筹层次、待遇水平及经办管理等方面均存在较大差异，但制度整合的方向具有不可逆转性。虽然从经济、政治和文化条件来看，我国研究制定乃至实施城乡医保统筹的时机已经到来，但是考虑到我国不同地区城镇化水平、人口结构、城乡经济差距存在明显差距，实现城乡一体化医保目标不可能一蹴而就，必须走一条渐进改革与发展的城乡医保统筹之路，必须明确发展目标，分阶段、有步骤地完成目标，在政策设计思路上应当允许有过渡办法。

城乡医疗保险可供选择的整合路径是：第一阶段，将现行三项基本医疗保险合并为两项，现行城镇居民医疗保险和新型农村合作医疗两项制度合并为城乡居民医疗保险制度，与城镇职工医疗保险并存。该阶段重点解决医疗保险关系的转移接续问题，统一缴费年

---

① 孙开、董黎明：《我国城乡基本医疗保险一体化研究》，《财政研究》2011年第11期。

限认定、折算、转结、管理及操作流程。第二阶段，在解决好转移接续的基础上，区域内将城乡居民医保和城职医保整合为一个制度——全民性基本医疗保险制度，但在一个制度框架下设置多档次的缴费标准和待遇标准，允许由参保人根据自身情况自由选择。该阶段重点整合医保经办机构、筹集机制和信息系统。第三阶段，构建全国统一的国民健康保险制度，实现医疗保障制度、经办管理、缴费和待遇标准等的统一。该阶段通过加大政府财政支持力度、提高保障水平、公共卫生服务的均等化等方式来实现医疗保障公平、普惠的目标。

制定医疗保险条例，为统筹城乡医保体系奠定基础。立法先行是城乡医疗保障统筹发展的基础，纵观三种医疗保障模式统筹城乡医保体系构建之路，其中的一个共同特点是：每次医疗保险制度的变革，各国都是通过立法来实现的，通过法律手段不断支持、规范和监督城乡医疗保障统筹发展，放弃政府在医疗保险制度方面的直接干预。反观中国当前的医保制度，虽然社会保险法确立了医疗保险原则与发展方向，但是缺乏医疗保险条例，地方在推进城乡医保整合过程中颁布的法规基本上是以办法、决定意见等形式出现，缺乏权威性，全民医保步履艰难。个别地方立法机关擅自为新型农村合作医疗立法和自行解释的现象，完全违背了医疗保障城乡统筹、促进公平、一体发展的根本原则。在城乡医疗保险制度整合的新时期，我国迫切需要制定一部国家层级的医疗保险法规，将社会保险法中的医疗保险一章确定的原则与框架进一步细化，统一规范三项基本医疗保险的筹资机制、经办与管理、待遇结算方式以及监管、信息披露等。待条件成熟时，再通过修订将其上升到法律层面。

## （三）在城乡医疗保障整合过程中明确与强化政府责任，明晰政府和市场的责任边界

中外社会保障制度发展实践表明，突出发挥政府主导作用是这一制度持续、健康发展的根本保证，而理性利用市场机制则是让这

一制度健康运行和高效发展的重要条件。[1]

综观世界各国医疗保障制度改革趋势，都是试图建立政府和市场相融合的制度，在公平和效率之间取得平衡。国家保险型模式中，政府的控制过于集中，计划性和分配性太强，医疗保险和服务市场缺乏效率且耗资巨大，在人口老龄化、卫生成本不断上涨等背景下，不可能长期维持下去。美国的商业保险模式市场化程度过高，政府干预过少，导致医疗保险的覆盖率过低，医疗服务公平性和可及性不足。医疗保障制度是在政府与市场的职能划分的演进中不断孕育、成熟的。如何处理好政府责任与市场机制之间的关系，直接关系到医保事业的发展模式和战略方向。[2] 我国前一阶段医改过度依赖市场机制，导致医疗资源的垄断和分配不公，因此，现阶段城乡医保制度整合，重点是要明确与强化政府的责任，平衡政府责任与市场机制的关系。

城乡医疗保障统筹发展应发挥政府主导作用。政府主要扮演城乡医保整合政策法规的制定者、出资者与监督者的角色。明确制度整合的目标，对制度整合与发展作出正确政策设计；加大以财政为主的多种支持力度，发挥财政再分配手段，缩小不同制度、不同人群、不同地区医保筹资与保障水平差异，提高统筹层次；整合管理机构，统一经办机构，加强医保信息系统建设，医疗保障行政主管部门及司法机关要确保监督有力。城乡医疗保障统筹发展应适度引入市场机制，更好发挥保障功能。

全民医保是一项系统工程，离不开市场机制和社会力量的积极参与。城乡医疗保障统筹发展应充分发挥市场作用，城乡医疗保险统筹发展在资金筹集、医疗保险、基金管理、经办管理等工作上可以委托有资质的非营利组织、民办私营机构提供相关服务，提高其管理效率，降低管理成本。构建政府主管部门监督、金融机构参与医疗保险基金管理的模式，提高医疗保险基金的安全性和收益性。

---

[1]　郑功成：《中国社会保障改革与发展战略——理念、目标与行动方案》，人民出版社 2008 年版，第 29 页。

[2]　申曙光、李亚青：《医保制度整合与全民医保的发展》，《学术研究》2012 年第12 期。

调整不合理的准入审批制度和医疗保险定点制度，鼓励各种营利性和非营利性医院参与医疗服务递送，形成与公立医院公平竞争格局。

### （四）建立公共卫生制度与医疗保障制度紧密结合、相互促进的机制

国际经验表明，城乡一体化医疗保障能否得以真正实现，不仅要看有无法定的基本医疗保障制度，而且取决于能否为国民提供满足一般需求的医疗服务。[①] 目前我国医疗资源集中在城市，农村基础医疗服务条件差，医疗水平不高，城乡医疗卫生资源分布的差异影响城乡医疗保障统筹发展。合理配置城乡医疗资源，提高农村医疗卫生服务水平，是实行城乡居民医疗保障制度整合的基础。国外政府鼎力支持社区卫生机构、全科医生制度，将公共卫生制度与医疗保障制度有机整合与联结，改革了医保付费方式，形成预防、治疗、康复和健康促进一体化的偿付机制，逐步缩小城乡居民保障水平，实现了医保制度的整合。我国应借鉴各国经验，加强对农村医疗卫生服务体系的投入，财政支持重点应转向农村基层医疗机构——乡镇卫生院和村级卫生室，将其作为医疗保险定点医疗机构，提高农村医疗卫生服务的可及性。探索医疗保障制度与预防保健为重点的公共卫生制度紧密结合、相互促进的机制，将社区卫生服务机构发展为城市与农村居民的健康守门人，转变新农合和城镇居民医疗保险补偿模式，由大病统筹向大小病统筹模式过渡。加强农村基层医疗服务机构的能力建设，通过合理的激励和竞争机制留住基层的医疗卫生人员，学习巴西鼓励医疗服务者到农村工作的激励措施，采取专项资金保证其正常开业和给予其高于城市同类人员工资的办法，引导和鼓励医疗服务人员到基层卫生机构工作，从而使有限的医疗卫生资源得到合理的配置。积极探索城乡医疗保障支付方式改革，提高医疗服务的数量和质量，实行按人头付费、总额预付、按

---

. ① 丁润萍：《国外农村医疗保障的经验及对我国的启示》，《经济问题》2007年第4期。

病种付费等预付制来抑制医疗服务提供方的道德风险，建立激励与惩戒并重的有效约束机制，从而提高医疗服务资源的效率。

### （五）构建城乡一体化医疗救助，并实现与城乡基本医疗保险制度的无缝衔接

医疗救助制度作为医疗保障体系的基本构成部分，为保障低收入者医疗服务可及性的有效工具，在各国医疗保障体系中起到了至关重要的作用。我国分别在 2003 年和 2005 年建立了农村和城市的医疗救助制度，但制度尚不健全。目前，我国医疗救助制度主要存在城乡医疗救助制度差异大，尚未建立有效筹集机制且救助资金不足，救助标准较低，基金结余率偏高等问题。完善我国医疗救助制度需要首先确立以人人享受到基本医疗服务为目标，确立政府财政为稳定主体的多方筹资机制，建立中央、省（市）、县（区）三级的财政分担机制，中央财政重点向中西部地区倾斜，逐步扩大救助范围。构建城乡一体化医疗救助，需要改革医疗救助的管理体制，实现城乡医疗救助政策统一、救助办法统一、救助标准统一。城乡医疗救助一体化是城乡医疗保障制度整合重要的一环，虽然我国目前已经有相关文件对医疗救助制度与城乡三项基本医疗保险制度的衔接作出规定，但都属于指导性意见，缺乏系统的衔接细则。从国际经验来看，实现医疗救助制度与各种医疗保险的衔接主要采用以下两种办法：一是资助低收入的边缘群体参加医疗保险；二是资助虽参加了医疗保障计划，但无力负担自付费用的患者。通过医疗救助制度与基本医疗保险的无缝衔接，提高资金有效利用率和医疗服务的可及性。

### （六）逐步缩小城乡医疗保障的待遇差距，最终实现医疗保障的城乡一体化

目前我国城乡主要存在三大基本医疗保险制度，即城镇职工医疗保险、城镇居民医疗保险和新型农村合作医疗保障，而且医疗保障制度统筹层次较低，多为县区级统筹，医保制度碎片化严重，城乡之间、地区之间、人群之间医疗保障待遇差别巨大。尚未进行城

乡医保制度统筹的地区大部分没有实现城乡医保管理的统一，分头管理、各自运作的模式造成了管理成本增加，不但影响了医疗保障制度的效率，而且造成了我国城乡居民医疗待遇的差别巨大，造成健康权利享有的不公平，不利于构建和谐社会。未来城乡医疗保障制度要缩小不同地区、不同人群之间的医疗待遇差异，逐渐实现全民基本医疗服务的均等化，从整体上提高我国居民的健康水平。

推进三大基本医疗保险制度整合，只有在不断缩小城乡医疗保障待遇的差距基础上，才能实现制度框架的基本统一，建立城乡居民一体化的医疗保险制度。缩小城乡医疗保障待遇可以从两个方面入手：第一，统一城乡医疗保障的经办管理体系。实现城乡医疗保障制度的管理机构统一，将卫生部门管理的新农合交人保部门统一管理，实现三大医保制度管理机构的统一，然后实现城乡医保缴费标准、医保报销范围和比例、药品目录、定点医疗机构、诊疗项目等方面的统一，从而优化城乡医疗卫生资源的配置和利用，缩小城乡之间医疗服务的可及性和待遇差异。此外，管理机构统一之后还能够减少冗余的经办管理人员，节约医疗保障制度的运行管理成本，将有限的医疗资金用于提高居民保障水平。

第二，加快财政体制改革，增加对农村医疗保障的投入。国家对医疗保障财政投入水平直接影响着城乡医疗保障制度的整合。目前缩小城乡居民医疗保障待遇的差距，在提高农村居民筹资水平有限的情况下，通过加大政府对农村居民参保的支持力度，才能推进城乡医保制度的整合。因此，财政体制改革是建立我国城乡一体化医疗保障体系的重要条件。按照事权与财权相匹配的原则，明确划分各级政府尤其是中央与省级政府在医疗保障中的事权，再对财权进行相应的调整，并纳入各级财政预算；其次，在财力不均的条件下，应当根据需要确定中央财政对经济欠发达地区的转移支付；最后，应当根据国家经济社会发展的需要，对财政支出结构进行调整，不仅要在增量上下功夫，还要调整财政支出结构，削减不必要的开支，扩大对医疗保障的民生投入。只有这样，才能为医疗保障制度的建设及其健康发展提供有利的条件。

# 第七章

# 城乡医疗保障制度整合中
# 政府责任定位

## 一　引言及文献研究回顾

随着基本医疗保障改革的不断推进，由城镇职工基本医疗保险、城镇居民基本医疗保险、新型农村合作医疗制度以及城乡医疗救助制度构成的覆盖城乡居民基本医疗保障体系框架已初步形成，基本医疗保障已经实现了制度层面的全覆盖。然而，基本医疗保障制度具有城乡二元设计的特征，城乡医疗保障制度呈现出三维分立态势，三项基本医疗保险制度处于城乡、地区、人群和管理多元分割状态，在覆盖对象、参保原则、筹资方式、缴费水平、待遇水平、费用补偿、基金管理方式、管理体系等制度安排方面存在较大的差异。多元分割与碎片化医保制度的弊端逐渐显现出来，已造成严重危害，束缚了医疗保障的发展，离全民医保要求的"人人都能公平地享有基本医疗保障"目标还相去甚远。郑功成提出我国医疗保障制度建设的最终目标是，在现有多元制度分割的基础上，通过制度整合，首先建立区域性的一元化国民医疗保险制度，最终建立起全国统一的国民健康保险制度。顾昕认为，中国医疗保障体系转型的重点和方向是将现行碎片化的社会医疗保险制度，改造为一体化的全民健康保险。① 郑功成认为，建立统筹城乡、覆盖全体居民的医疗保障体系，实现不同制度的衔接与整合是社会公平的内在要

---

① 顾昕：《走向全民健康保险：论中国医疗保障制度的转型》，《中国行政管理》2012年第8期。

求和提高效率的迫切需要，是未来医疗保障制度改革的重要方向，是全民医保的核心工作和必由之路。未来医疗保险制度的优化和医保体系的完善都将不同程度上涉及各项医保制度的整合问题。①

学界和实务界普遍认为，建立覆盖全体居民、统筹城乡的医疗保障体系，实现不同制度的衔接与整合是社会公平的内在要求和提高效率的迫切需要，是未来医疗保障制度改革的重要方向。王红漫认为，城乡医疗统筹问题，是对中国医疗保障体系未来发展道路的探索，是中国医疗保障领域的前沿热点之一。②学界和实务界普遍认为，从根本上解决医疗保障制度的"二元"性，必须探索建立城乡一体的医疗保障制度。现有文献大多致力于剖析制度分割所造成的问题，探讨制度整合的必要性、紧迫性、整合的思路、战略重点与步骤，为医疗保障制度整合提供了方向性的理论依据。中央党校科社部城乡医疗保障研究课题组详细论述了建立城乡一体的医疗保障制度意义重大。③仇雨临、翟绍果介绍了典型地区统筹城乡医疗保障制度的探索和经验，总结了统筹城乡医疗保障制度的基本规律，从制度框架、筹资机制、管理体制、统筹层次、转移接续等方面就城乡医疗保障制度的发展路径提出构想。④顾海对统筹城乡医疗保障制度模式进行了分类，并提出具体的整合框架与建议。⑤申曙光就我国医疗保障制度整合提出了具体的思路、战略重点与步骤，探讨了实现医保制度整合的途径与对策。⑥陈建胜、王小章提出了进一步推进基本医疗保障制度一体化建设的五个对策性建议。⑦

① 郑功成：《中国社会保障改革与发展战略（医疗保障卷）》，人民出版社 2011年版，第 11 页。

② 王红漫：《中国城乡统筹医疗保障制度理论与实证研究》，《北京大学学报》（哲学社会科学版）2013 年第 5 期。

③ 中央党校科社部城乡医疗保障研究课题组：《探索建立城乡一体的医疗保障体系》，《求是》2010 年第 2 期。

④ 仇雨临、翟绍果：《城乡医疗保障的统筹发展研究：理论、实证与对策》，《中国软科学》2011 年第 4 期。

⑤ 顾海：《中国统筹城乡医疗保障制度模式与路径选择》，《学海》2014 年第 1 期。

⑥ 申曙光：《全民基本医疗保险制度整合的理论思考与路径构想》，《学海》2014年第 1 期。

⑦ 陈建胜、王小章：《由"城乡统筹"迈向"城乡一体化"——基于德清县基本医疗保障制度的研究》，《浙江社会科学》2011 年第 1 期。

在十八大之前，已经有多个省、市、区及若干地级市、县进行了医疗保险管理体制的整合，并借此推进城乡居民医疗保险制度整合，取得了良好的效果。近年来，又有一些地方通过自己的改革实践取得了可喜成果，值得充分肯定。

城乡医疗保障整合的关键是如何定位政府职能。医疗保障是以国家立法形式确定的国家和社会的一种责任和制度。田军认为，作为最终责任主体的政府，能否完全履行职责，对医疗保障的制度建设和正常运行，有着决定性影响。[①] 从世界各国不同模式医疗保障制度的建立和发展来看，政府在其中始终起主导作用，并承担财政"兜底"责任。在我国基本医疗保障制度建立和完善的过程中，政府始终发挥着主导性作用。自 20 世纪 90 年代以来的改革实践表明，我国医疗保障制度改革的实质就是对政府责任的调整和重新定位，政府责任的缺失和边界不清是制约医疗保障制度建设的主要原因。申曙光、李亚青、侯小娟认为我国医疗保障制度整合的关键，是如何定位政府在医疗保障中的角色和行为边界，强化政府的责任。[②] 如何厘清政府与市场的边界，直接关系到医疗保障事业的发展模式和战略方向。高伟凯、邢伟认为，我国城乡二元分割的基本医疗保障制度，以政府责任与市场机制的边界的关系为核心，政府在基本医疗保障制度中的定位是医保制度改革争论的焦点问题。[③] 在统筹城乡基本医疗保障的大背景下，政府在基本医疗保障中的责任不明晰，直接影响到城乡医疗保障的整合与衔接。郑功成指出，由于医疗保险市场和医疗服务市场存在信息不对称导致的市场失灵，政府应该主导医疗保障制度建设，提高医疗服务的公平性，全民医保的重点任务就是要强化政府责任。[④] 因此，认真研究政府在

①　田军：《医疗保障制度中的政府责任》，《上海师范大学学报》（哲学社会科学版）2008 年第 6 期。

②　申曙光、李亚青、侯小娟：《医保制度整合与全民医保的发展》，《学术研究》2012 年第 12 期。

③　高伟凯、邢伟：《和谐社会与基本医疗保障制度中的政府职能转变》，《宁夏社会科学》2007 年第 3 期。

④　郑功成：《中国社会保障改革与发展战略（医疗保障卷）》，人民出版社 2011 年版，第 11 页。

统筹城乡医疗保障中应承担的责任范围，并对其边界进行界定成为理论界和实务界迫切需要解决的重大问题。

目前学术界对政府应当在医疗保障中承担责任已经达成共识，但现有文献对制度整合面临的关键问题即政府角色定位的专题研究还不多，研究不够深入。申曙光在介绍了部分发达国家的实际做法的基础上，探讨了政府承担弱势群体医疗保障责任的理论与法理基础。① 刘慧侠、赵守国论述了政府介入医疗保险的理论依据和政策目标，并对我国现行医疗保障制度存在的突出问题提出了相应的政策选择。② 王峰虎、张怀莲分析了我国政府在医疗保险筹资中存在目标不清、政府投入不足、筹资不足、资源配置不均衡、监管缺位等问题，并提出了相应的对策建议。③ 我国医疗保障制度改革的实质就是对政府责任的调整和重新定位，重新定位政府职能并使其向公共服务性回归，合理调整和适度归并不同政府机构在城乡医疗保障制度整合中的职能，并合理划分各级政府在基本医疗保障领域的财权和事权，以有利于现行基本医疗保障制度的进一步改革与完善。本书以我国城乡医疗保障制度整合为研究对象，对政府在医疗保障制度中责任缺失及偏差进行分析，并借鉴国际上较为先进的医疗保障模式中政府职能定位，提出在我国医疗保障制度整合过程中政府职能定位、基本趋势及可能的政策取向。

## 二　政府干预医疗保障及城乡医保整合的理论逻辑

### （一）公民健康权保障与政府责任

1946 年，世界卫生组织宪章首次承认健康权，健康权是一项基本人权，在随后各种国际或区域性人权文件中都得到了反映。世界

---

① 申曙光：《政府责任与医疗弱势群体的医疗保障》，《学海》2006 年第 1 期。
② 刘慧侠、赵守国：《我国政府介入医疗保险的政策研究》，《中国软科学》2004 年第 11 期。
③ 王峰虎、张怀莲：《我国医疗保险筹资政府制度供给责任问题分析》，《经济体制改革》2006 年第 3 期。

卫生组织认为，健康权具有四个方面的特征：第一，健康权是一项基本人权；第二，健康权是宪法赋予公民的一项基本权利；第三，健康权保障的基本责任者是国家；第四，健康权是一项概括性权利。[①] 由此可见，政府作为公共权力的主体，有责任保障公民享有健康权利，保证医疗卫生服务的可及性以及防止公民因病返贫或因病致贫。然而，公民的健康权不可能自发实现，它总会受到政治、社会、经济、文化等多种因素的影响和制约。政府需要在指导思想上树立保障公民健康权的责任意识，使人人享有基本卫生保健，而且这一责任在不断改进、强化和扩增。20世纪初，公民健康保护和卫生保健服务被逐步合并为由政府提供的公共物品，以纠正公民健康保护和卫生保健服务产品由市场提供而产生的市场失灵现象。[②]

实施城乡一体化的全民基本医疗保险制度，符合卫生正义的价值导向。我国出现因病致贫、因病返贫的根本原因是城乡居民享受公共卫生服务和基本医疗保障的可及性的机会不平等，是因为居民健康水平下降而导致参与经济活动能力被剥夺的结果，而非看病要支付很高的医疗费用的表象。[③] 2009年4月，《中共中央、国务院关于深化医药卫生体制改革的意见》提出，"要把维护人民健康权益放在第一位"，由此可见，我国政府也将人人享有基本医疗卫生服务作为卫生体制改革的根本出发点和落脚点。由此，基本医疗保障是每一个公民的基本权利，必须平等地对待每一个国民并满足其基本的医疗保障需求，而不应根据城乡、地域、身份、收入等差异而提供不同的医疗保障。目前我国城乡二元化的医疗保障制度造成严重的不平等，与正义原则和人人拥有公平平等的健康机会理念背道而驰，实施城乡一体化的全民基本医疗保险制度，符合卫生正义的价值导向，政府要努力实现基本医疗保障均等化和均衡化，用正

---

[①]　［美］威廉·利克汉姆：《医学社会学》，杨辉等译，华夏出版社2001年版，第2页。

[②]　世界卫生组织：《2008年世界卫生报告——初级卫生保健过去重要现在更重要》，人民卫生出版社2008年版，第84页。

[③]　柏雪、王俊华：《我国全民基本医疗保险制度建构的障碍及对策分析》，《苏州大学学报》（哲学社会科学版）2014年第5期。

义原则来规范医疗保障制度，消除城乡差距、区域差距和阶层差距，使城乡居民平等享有。

### （二）公共产品理论与基本医疗保险的政府提供

根据公共经济学的解释，公共产品具有消费的非竞争性、收益的非排他性和效用的不可分割性的基本特征，公共产品由市场提供会出现"搭便车"行为，私人不愿提供该类产品，因此政府应承担起提供公共产品的责任。根据公共产品理论，应该区分医疗救助和医疗保险。医疗救助不仅具有非排他性和竞争性，还具有非常强的正外部性，属于纯公共物品。基本医疗保险则具有准公共产品的属性，主要表现在：医疗保障收益兼有消费的非排他性和排他性，医疗保障中具有非排他性的一面，作为以政府为责任主体的保障项目，不排斥任何人参加社会医疗保险。同时，医疗保障还具有排他性的一面，即享受医疗保险待遇需要参保人首先缴费，只有缴费进入了这个"俱乐部"，才能享受医疗费用的报销，如果不事先缴纳保险费，就将被排斥在消费医疗服务之外。消费中的竞争性和非竞争性同时存在。社会医疗保险具有竞争性，即医疗保障费用给付，额外增加一人领取和消费，会增加产品的成本，如果费用报销没有限额，医疗保障就会出现收不抵支。非竞争性是指在给定的产出水平下，增加一个人消费不会引起该产品成本的任何增加，如参加城乡医保中社区卫生服务中的健康教育和免费体检都不会引起产品成本的变化，因而社会医疗保险又具有非竞争性的一面。同时，医疗保障还具有效用的不可分割性，医疗保障具有统筹互济性，所有被覆盖群体共同享用医疗保障的效用，不能将其分割为若干部分，分别归属于某些参保居民。由此可见，基本医疗保险不属于纯公共产品，而是一种准公共产品。因此，城乡基本医疗保险政府应当承担有限责任，而不是全包统揽。

### （三）外部性理论与基本医疗保险的政府介入

微观经济理论认为，单个消费者或生产者的经济行为可能对社会上其他人的福利产生影响，施加这种影响的人却没有为此获得报酬或付出代价，这就是通常所说的外部性。外部性又可分为正外部性或负外部性。正外部性社会边际收益高于私人边际收益，负外部性则相反。具有外部效应的纯或准公共产品的消费者对其效应的评价要比社会效应小得多，在市场机制下消费者对纯或准公共产品的需求量总是小于社会最佳需求量，整个社会的供给和需求均不足，因此，需要通过政府通过非市场的方式提供该物品。[①] 基本医疗保险的正外部性表现在它不仅能够化解参保者疾病风险，使其尽快康复，而且有利于防范疾病影响范围的扩大，化解社会风险，提高国民的身体素质。医疗保障项目的公共物品的特性及外部性，使参保人从其医疗保障中获取的私人利益小于该活动所带来的社会利益，如果由市场提供医疗保障制度，医疗保障的公共物品的特性及正外部效应会使某些成员不付出成本也能够享有，这种"搭便车"行为会增加提供者的成本，但却得不到市场的任何补偿，这就需要政府介入，将医疗保障外部性内化。

### （四）医疗保障作为一种重要的社会再分配手段与政府对医疗保障的干预

医疗保障带有明显的社会资源再分配的特性。[②] 现实中，疾病和贫困往往相伴而生，因病致贫、因病返贫和因贫不能治病往往互为因果，形成恶性循环。政府对医疗保障的干预与政府旨在缓解和消除因收入分配不均对健康形成的不良影响，政府为了实现人人享有健康权医疗卫生政策和促进收入平等的目标，实施医疗保障计划，并通过立法强制性地实施医疗救助和城乡社会医疗保险计划，建立疾病风险分担机制，并解决弱势群体及贫困人口看病难和看病贵的问题，政府承担医疗保障责任，负责直接生产和组织供给，为医疗保障提供必要的资金支持，以保障城乡居民能够获得必需的基本医疗保障。同时，将医疗资源和医疗保障向弱势群体倾斜，在医

---

① 杨小丽：《区域性统筹城乡医疗保障制度的研究》，博士学位论文，华中科技大学，2010年，第35—40页。

② Arrow, K. J., "Uncertainty and the Welfare Economics of Medical Care", *American Economic Review*, Vol. 53, 1963, pp. 941–973.

保资金筹资中，政府通过特殊照顾或补贴措施来确保其享有同等的参保机会和待遇水平，消除城乡社会因为历史原因造成的差异和不公平。政府应把公平性原则贯穿城乡医疗保障制度的全过程，构建起城乡均等的社会基本医疗保障体系，根据支付能力来支付医疗费用，确保参保人根据所需获得相应医疗服务，同样，医疗服务需要的参保者可以获得完全相同的医疗服务，实现医保的水平公平和垂直公平。

### （五）城乡医疗保障整合制度创新与政府主导作用

政府在城乡医疗保障制度整合中应发挥在制度创新中的主导作用。城乡医疗保障制度整合，不是对原有制度简单的并轨，在推进制度整合的过程中，政府应把创新作为城乡医疗保障制度整合的动力。制度安排是获取集体行动收益的手段，为不断提高集体行动收益，需要对制度进行创新。制度变迁有两种基本方式，即诱致性制度变迁和强制性制度变迁。诱致性制度变迁是现行制度安排的变更或替代，或者制度创新是由个人或一群人在响应由制度非均衡引致的获利机会时自发倡导、组织和实行的，是一种需求主导型制度变迁，创新主体来自基层，程序上为自下而上，创新路径是渐进的。强制性制度变迁是由政府命令和法律引入而强制实行的，是一种供给主导型制度变迁，创新主体为政府，程序上为自上而下，创新路径具有激进性。医疗保障的公共产品属性，决定了医疗保障制度建立是一种强制性制度变迁，政府作为其创新的主体。[①] 医疗保障制度作为社会保障的重要组成部分，其制度设计和安排会被后来者承袭，如果制度设计公平合理可能使其进入良性循环的轨道，形成良性路径依赖，否则会导致整个系统沿着错误的路径往下滑，甚至被锁定在无效率的状态下，从而形成恶性路径依赖。因此，政府在城乡医疗保障制度整合过程中具有不可代替的作用。政府在城乡医保制度整合中承担制度变迁主导责任，在指导理念上，运用城乡一体

---

① ［美］R. 科斯、A. 阿尔钦、D. 诺斯：《财产权利与制度变迁》，刘守英等译，上海三联书店、上海人民出版社 1994 年版，第 384 页。

的思路和方法指导城乡医保制度整合，将城乡医保制度整合作为城乡统筹的重要组成部分，加快城乡医保整合步伐。在具体制度设计上，从城乡医保制度衔接与并轨的各个方面进行制度创新，消除制度碎片化，因地制宜，循序渐进构建城乡一体化医疗保障体系。

## 三　政府角色定位模糊是制约城乡医疗保障制度整合的瓶颈

### （一）　政府政策设计错位，医疗保障欠缺公平

基本医疗保障作为特殊公共产品，在公平与效率的选择上，公平具有优先的位置。政府在基本医疗保障制度政策设计中的首要原则应是公平原则，在"效率优先、兼顾公平"的发展逻辑影响下，我国医疗保障制度公平性不足，政府在医疗保障中的角色严重错位。医疗保障制度的建制理念存在偏差，由于缺乏公平价值理念，一个公正规范的基本医疗保障体系迟迟未能确立，基本医疗保障制度仍未突破城乡分割局面。由于我国医疗保障制度改革长期以来缺乏公平的价值理念，因此在具体的制度建设方面难免出现有失公平的政策。政府医疗保障政策设计错位，三类基本医疗保险政策在覆盖人群、参保方式、筹资渠道、补偿方式、待遇水平及基金管理等方面存在明显差别，医疗保障待遇在城乡之间、不同人群和不同地域之间上都存在巨大差异。

制度差异主要表现在：覆盖人群不同。"城职医保"主要面向城镇有工作单位或非全日制从业人员以及其他灵活就业人员；"城居医保"主要覆盖未纳入城镇职工医保覆盖范围的非就业人群；"新农合"主要面向具有农村户籍的广大农村居民。参保方式和制度属性不同。"城职医保"是强制性社会保险；"城居医保"和"新农合"是非强制性大病互助合作医疗保险制度。筹资渠道不同。"城职医保"缴费来源于单位和个人；"城居医保"和"新农合"的缴费主要来源于个人和政府。补偿方式和待遇水平不同。"城职医保"既报销住院费用，也报销门诊费用；"城居医保"和"新农合"只能报销住院费用。城职医保的保障水平远远高于新农合和城

居医保。"城职医保"采取统账结合的基金管理模式，"城居医保"和"新农合"实行的是现收现付制度。

城乡医保统筹层次偏低。医疗保险必须遵循"大数法则"，即统筹范围越大，参保人数越多，医保基金的抗风险能力和统筹互济性越强，医保待遇就越高。"城职医保"和"城居医保"大多为市级统筹，而"新农合"的统筹层次大多停留在县（区）级，医保统筹层次低且不统一，从而使得城乡医保基金抗风险能力差、基金互济能力弱，造成参保人员异地就医难，跨地区流动时医保关系转移难度大。虽然各地也在积极提高医保统筹层次，但是步调存在巨大的差异，各地城乡医疗保险在筹资、支付、管理等方面均有较大差异，参保居民医保关系跨地区转移和异地结算存在较大困难。

"城职医保"个人账户存在种种弊端，启示我们重新思考"统账结合"模式的合理性。三项基本医疗保险制度只有"城职医保"采用"统账结合"模式，"城职医保"个人账户建立源于控制医疗费用过度膨胀、强化自我保障意识。现实中个人账户未能实现建制的初衷，而是造成资金大量沉淀，违背了社会保险基本理念。个人账户只是一种储蓄，不具有统筹互济性功能，降低了社会统筹基金的抗风险能力和支付能力，纵向积累作用非常有限，加大了"奥肯漏洞"损失，费用控制效果不理想，导致大量资金闲置、效率低下，增加了个人账户的管理成本，引发各种道德风险，造成城镇职工医保效率和公平的双重损失。个人账户与当前的制度环境产生剧烈冲突，无力完成制度环境提出的新任务，个人账户历史过渡任务已经基本完成，由此它也就失去了存在的价值，逐步弱化并取消个人账户成为合理的选择。[①]

### （二）政府财政责任缺位，与发达国家和国际平均水平相比，我国财政对城乡医保投入偏低

2003 年新农合建立后，我国财政对城乡医保的投入逐渐加大，

---

① 王超群：《城镇职工基本医疗保险个人账户制度的起源、效能与变迁》，《中州学刊》2013 年第 8 期。

财政支出占 GDP 的比例也在不断上升，与世界上其他国家相比，我国财政对卫生领域各项投入都处于较低水平，而且低于全球平均水平。从表 7—1 可以看出，我国卫生总费用占 GDP 的比重和政府卫生支出占 GDP 的比例分别为 5.0% 和 2.7%，明显低于其他发达国家，都仅相当于全球平均水平的一半。我国社会保障性卫生支出占 GDP 的比例为 1.7%，德国、法国、日本和比利时的这一比例分别为 7.8%、8.6%、6.5% 和 6.8%，不及上述国家的 1/4，仅相当于全球平均水平的 1/2。我国社会保障性卫生支出占政府总支出的比例为 7.8%，也明显低于德国、法国、日本和比利时的 16.4%、15.2%、15.9% 和 12.9%。从社会保障性卫生性支出绝对数来看，我国人均社会保障性卫生支出仅有 76.4 美元，而上述四国分别为 3165.7 美元、3386 美元、2775.3 美元和 2939.5 美元，不及全球平均水平（343.2 美元）的 1/4。从上述五种指标可以看出，不管与发达国家相比，还是与国际平均水平相比，我国财政对医疗保障的支出都处于较低水平，未来政府财政对医疗保障支出还有很大的增长空间。从发达国家财政支出占 GDP 的比重来看，我国政府财政支出占 GDP 的比重上升还有很大空间。通常情况下，发达国家的财政支出占 GDP 的比例多数在 30%—50% 之间，个别欧洲国家则超过了 50%。[1] 虽然近年来我国财政支出也保持着较快增长，但财政支出占 GDP 的比重增长缓慢，近五年（2009—2013 年）和近十年（2004—2013 年）的平均比重分别为 23.2% 和 21%，2013 年这一指标已经增长到 24.6%。[2] 未来假定我国医疗费用每年增长 10%，各级财政对医疗保障补贴占 GDP 的比重仅为 0.6% 左右，占国家财政支出的比例也仅在 2.04%—2.85% 之间，远远低于发达国家及全球平均水平。[3]

---

① 鹿丽：《中外财政支出的特点和构成的比较》，《统计研究》2004 年第 6 期。

② 国家统计局：《中国统计年鉴》，中国统计出版社 2013 年版；国家统计局：《2013 年国民经济和社会发展统计公报》，2014 年 2 月 24 日。

③ 李亚青：《社会医疗保险财政补贴增长及可持续性研究——以医保制度整合为背景》，《公共管理学报》2015 年第 1 期。

表7—1　　　　　我国与主要发达国家卫生费用相关指标对比

| 指标 | 德国 | 法国 | 日本 | 比利时 | 中国 | 全球平均 |
|---|---|---|---|---|---|---|
| 卫生总费用/GDP（%） | 11.5 | 11.7 | 9.2 | 10.5 | 5.0 | 9.2 |
| 政府卫生支出/GDP（%） | 8.8 | 9.0 | 7.4 | 7.9 | 2.7 | 5.4 |
| 社会保障性卫生支出/GDP（%） | 7.8 | 8.6 | 6.5 | 6.8 | 1.7 | 3.3 |
| 社会保障性卫生支出/政府总支出（%） | 16.4 | 15.2 | 15.9 | 12.9 | 7.8 | 9.1 |
| 人均社会保障性卫生支出（美元） | 3165.7 | 3386 | 2775.3 | 2939.5 | 76.4 | 343.2 |

资料来源：根据《世界卫生统计》（2013）相关数据整理。

### （三）政府医疗资源配置职能缺位，城乡医疗保障制度整合缺乏医疗服务资源支持

我国医疗资源配置的非均衡。关于我国医疗资源的城乡间、地区间存在巨大差距，研究基本已经达成了共识。国家对医疗卫生资源的分配不均，呈现出明显的"重城轻乡"的倾向。2012年城市卫生总费用是农村的3.11倍，从人均占有的卫生费用来看，城市是农村的2.81倍。床位以及卫生人力的数量是衡量医疗卫生资源配置均衡与否的一个重要标准。2012年城市每千人医疗机构床位数为5.17个，是农村的2.58倍。同样，城乡卫生技术人员数量上的差距也较为显著，2012年年末卫生人员总数中，全国卫生技术人员共667.9万人，而乡村医生和卫生员仅109.4万人。①从统计数据可以看出，每千人医疗机构床位数和卫生技术人员在城市和农村以及东中西部的分布明显不均衡。可见，目前我国医疗卫生资源主要集中在大中城市，人口众多的农村占有的医疗卫生资源极其有限，农村居民获取优质医疗资源的成本远高于城市居民，医疗服务可及性不如城市居民，医疗服务效率不高，导致

---

① 卫生部：《2013年中国卫生统计年鉴》，2014年4月26日（http://www.moh.gov.cn/）。

了农村居民基本医疗得不到保障。我国医疗资源配置不仅城乡和地区之间差异巨大，而且呈现明显的倒三角形态，即医疗资源过分向上集中，越到基层拥有的医疗资源越少，大部分医疗资源分布在城市三、二级大医院。由于医疗领域的特殊性，各国政府无一例外地都通过计划手段或财政转移支付来配置医疗资源，解决医疗市场的失灵。近年来我国中央财政的转移支付对缩小城乡、地区间医疗资源差距及医疗服务可及性起到了重大的作用，但财政转移支付并没有缩小地区间人均公共卫生服务支出，反而在一定程度上扩大了公共卫生服务投入差距。[①] 城乡之间医疗资源配置、医疗保障制度的差异，最终必然导致健康结果的不均等。国际上通常用婴儿死亡率、孕产妇死亡率和平均期望寿命三个关键指标表示健康结果。城乡之间在新生儿、婴幼儿、5 岁以下儿童等死亡率上明显存在差异。2013 年，新生儿死亡率，城市 3.7‰，农村 7.3‰；婴儿死亡率，城市 5.2‰，农村 11.3‰；5 岁以下儿童死亡率，城市 6.0‰，农村 14.5‰。[②]

### （四）政府管理职能缺位与越位，城乡医疗保障制度整合缺乏统一管理体制与经办机制支持

统一的管理体制与经办机制是统筹城乡医疗保障的前提和保证。[③] 目前我国医疗保障制度的管理体制城乡分割，经办和业务资源分散，三大医疗保险制度分别由不同部门主管，"城职医保"、"城居医保"由人力资源和劳动保障部门主管，而"新农合"由卫生部门主管，城乡困难人员医疗救助归属于民政部门，三个不同部门各自建立了一套经办机构、信息系统、网络平台和管理办法，从而形成了城乡分割、制度分割的管理体系和运行机制。管理体制与经办机制部门的分割直接衍生出种种弊端：导致经办资源重复建

---

① 李齐云、刘小勇：《财政分权、转移支付与地区公共卫生服务均等化实证研究》，《山东大学学报》（哲学社会科学版）2010 年第 5 期。

② 中华人民共和国国家卫生和计划生育委员会：《2013 年我国卫生和计划生育事业发展统计公报》2014 年 5 月 30 日。

③ 郑功成：《城乡医保整合态势分析与思考》，《中国医疗保险》2014 年第 2 期。

设，加大了管理和运作成本；各项制度信息系统和管理方式不统一，信息没有对接和共享，各地城乡居民重复参保的现象非常普遍，财政重复补贴，不仅加大了各级政府的财政负担，还加大了个人的缴费负担；影响了城乡医疗保障制度间的衔接和人员合理流动；造成各部门之间相互推诿而损害群众利益的现象；使医疗保障运行效率低下和资源浪费；经办机制不完善或经办能力不足导致城乡医保制度被扭曲。

医疗服务递送机制中政府职能的缺位与越位。医疗保险市场是由医疗服务供方（医院和医生）、医疗服务需方（患者）和支付方（医疗保险机构）三方组成，政府在医疗保险中承担监管者的角色，同时对上述三方的行为进行有效监管，是医疗保险市场正常运转的必要条件。我国现行社会医疗保险管理采取"官设、官管、官办、官督"的模式，管办不分导致了政府监管的失责。政府面临管理与执行的双重角色定位，一方面，政府是医疗保障制度的政策制定者，直接推动医疗保障制度改革；另一方面，政府又作为医保运行的主体，直接参与医保基金的筹集、运行、支付、监管以及医疗费用的控制。除了医疗服务供方的参与外，政府几乎包办了从政策制定到基金筹集、运行、支付、监管以及医疗费用控制的一切工作，管理体制不合理，导致监管不力。政府与医疗服务提供者之间同样存在管办不分，政府既是公立医疗机构的举办者，同时也是其主管者。政府与医疗服务提供者之间有着千丝万缕的利益关系，造成公立和民营医院不公平的竞争环境，管办不分导致管制俘获，处于弱势的医疗服务需求者（患者）的利益很难得以保障。

对医疗保险费用的控制中，政府对医疗供方缺乏有效约束力，进而导致医疗费用攀升。由于医疗保险市场道德风险的存在，使得对医疗费用的控制变得非常复杂。医疗保险中，道德风险主要表现为供给方和需求方的道德风险。由于医疗市场的特殊性，医方发生道德风险的现象更为普遍和突出。在我国医疗保险制度费用控制过程中，无论是目标人群的选择还是支付方式的设计，都主要侧重控制医疗服务需方行为，对医疗服务提供方的约束明显乏力。

**（五）政府财政再分配职能缺位，对医疗弱势群体的保护不足，筹资水平差距大，待遇享受不公平**

医疗保障作为社会保障的重要组成部分，调节收入再分配是其重要目标。统筹城乡医保制度要逐步缩小城乡之间、地区之间和人群之间参保人员在医保筹资与报销水平的差异，必然离不开政府的财政再分配手段。然而我国社会保障对收入分配存在逆向调节这一现象，不但没有发挥对收入再分配的正向调节作用，反而拉大了城乡、地区、居民和行业之间的收入差距。① 财政社会保障支出不仅没有起到调节城乡差距的作用，反而成为扩大城乡差距的重要原因之一。②

目前我国政府医疗保障的财政责任主要包括：对"城居医保"和"新农合"提供参保补助，对医疗救助制度提供经费支持，为公职人员参加"城职医保"缴纳保费及提供医疗补助。虽然财政目前是"城居医保"和"新农合"参保最主要的资金来源，对扩大医保覆盖面、缩小就业群体与非就业群体之间的待遇水平差距发挥了很大作用。各级财政对新农合和居民医保人均补助标准 2014 年达到 320 元，但二者总的筹资水平与"城职医保"还存在较大距离。从统筹城乡医保制度及全民医保的角度来看，现有财政再分配功能发挥得还远远不够。医疗救助制度为因各种因素制约而没有能力享受基本医疗服务的贫弱群体提供健康保障，是贫弱群体获得基本健康权的"最后一道安全网"。然而，我国现行的医疗救助制度尚不健全，城乡医疗救助制度存在明显差异，救助资金主要来源于地方财政拨款，中央政府并没有建立起有效的财政转移支付机制。由于贫困地区救助资金的欠缺且刚性不足，各地设置种种享受医疗救助权利的关卡，使大部分社会困难群体仍游离于救助范围之外。③ 在我

① 香伶：《关于养老保险体制中再分配累退效应的几个问题》，《福建论坛》（人文社会科学版）2007 年第 1 期。

② 徐倩：《财政社会保障支出与中国城乡收入差距》，《上海经济研究》2012 年第 11 期。

③ 宋悦、韩俊江：《我国医疗救助制度存在的问题及对策研究》，《税务与经济》2013 年第 1 期。

国医疗保障责任的分担中，中央政府和地方政府在财权和事权上存在不一致，不论是医疗保障的财权还是事权在各级政府之间一直没有明确、清晰的划分。在中央政府和地方政府的权力博弈中，地方政府承担了主要的医疗保障事权，财政责任划分不合理，财政资助比例划分随意性大。中央财政对"城居医保"和"新农合"的补助主要限于"补入口"，即在参保缴费环节给予财政支持，尚未对最终保底责任做出明确规定，即中央对地方医保资金出现入不敷出时补贴的政策，贫困地区地方政府特别是县级政府财政压力大，这增加了地方政府在无力承担最终保底责任时向外部转嫁风险的动机。

### （六）医保管理过于分散，相关管理部门职能重叠和职能交叉

从管理学角度来看，在管理过程中进行职能分工是提高组织效率的有效途径，但职能分工并不等于职能重叠和职能交叉，职能分工不合理或职能分工过度分散将导致权力争夺和责任推诿并存的混乱局面。目前我国城乡医保管理中呈现出不同政府部门多头管理、职能交叉的局面，城乡医保管理职能分散在立法部门和行政部门，而在行政机关中又涉及人保、卫生、财政和民政等多个部门，尤其是三项基本医疗保险由人保和卫生两个部门同时经办管理，容易产生政出多门、效率低下等负面效应。

根据医保参保对象的群体结构和业务内容，各项管理职能分别归属不同的行政机关。人保部门不仅负责城镇职工、城镇居民和机关、事业单位人员医疗保险的经办管理，即城镇职工医疗保险和城镇居民医疗保险的各项事务基本上包含在人保部门的职能范围之内，具体包括上述两种医疗保险的发展规划、政策设计、基金征缴政策、保障项目、给付标准等业务，还负责决定两种医疗保险的定点医疗服务机构、药品目录、诊疗目录、支付标准、费用结算办法等。卫生部门负责新型农村合作医疗制度的经办管理工作，研究制定新农合相关政策并负责其指导、协调、组织和实施工作，同时还对三级卫生服务机构、初级卫生保健和疾病预防控制进行全面管理。财政部门负责医疗保障基金的预算、跟踪管理和财务审核，并

监督医疗保障基金的支付使用。民政部门和审计部门也参与城乡医保的管理，民政部门主要负责城乡居民的医疗救助业务，审计部门主要负责审计医保基金的使用情况。上述人保、卫生、审计、财政、民政等部门在具体分管相关医保业务时，需要与相关部门沟通协调，例如人保部门和卫生部门就需要就定点医疗机构的认定、药品目录、诊疗项目等内容进行协商，人保部门和民政部门需对享受医疗救助对象、救助对象参加城乡医保费用减免、二次报销等进行沟通协调。

城乡医疗保障同环节被不同的机构分割管理，尽管能够起到一定的相互制约、相互监督的作用，但由于存在信息不对称，每一个环节的管理监督都会有强烈的机会主义行为倾向。我国政府部门间向来缺乏分工协作的传统，管理过于分散存在明显责任不清和重复劳动的弊端，各个管理监督机构之间的部门协调存在着较大的困难，影响了管理效果，还可能由于协调不畅造成管理与监督真空。

目前，我国城乡三项基本医疗保险和医疗救助制度分割，既有历史遗留原因，也与医疗保障政府行政职能过度分散带来的职能重叠和职能交叉有很大关系。制度"碎片化"和管理分割，不仅增加了医保管理的成本，还使医保管理效率低下。在尚未实现信息共享的情况下，具体分管相关医保业务部门与相关部门沟通协调时可能出现数据信息的沟通机制不畅通，权力争夺和责任相互推诿的现象，同时也成为城乡医保制度整合、医保统筹层次提高、城乡居民医保待遇水平缩小的重大障碍。另外，制度"碎片化"和管理分割也会导致参保居民对医保产生困惑和不信任，不利于"人人均等享有医保"目标的实现。

### （七）医疗保障管办合一，影响监督的公正性

由于目前我国医疗保障行政管理机构职能转变不到位，采取的是监管合一体制，即医疗保险行政管理机构与经办机构为一个部门。目前各级医保经办机构负责城镇职工医保和城镇居民医保基金管理和业务经办，医保经办机构为人保部门的派出机构，人保部门的基金监管部门负责医保基金监管，两者在行政上都隶属于

人保部门。这使得人保部门集政策制定、基金管理、业务经办、监督处罚等权力于一身，具有很大的隐患。监管合一体制，由于监督机构人事和财务依附于行政部门，从而难以保持独立监督的立场，往往服从于行政部门利益，无法保证监督的公正性。虽然人保部门逐步加强了内部监督，但受编制的限制，县（区）级人保部门基本上没有设立独立的医保基金与业务监督和内部审计机构，人保部门既行使行政管理职能，又负责实施监督，作为业务主管部门对下属医保经办部门的业务经办、基金行政监督、内部审计监督大多流于形式，没有发挥应有作用。① 民政部门主管的城乡医疗救助和卫生部门主管的新型农村合作医疗也存在类似的问题。医疗保障行政管理机构（主管部门）与医疗保障经办机构的隶属关系在短期内难以改变，监管分离的体制仍要依赖国家行政管理体制改革的总体部署。

郑功成主张我国社会保障行政监督应朝着集中统一监督的方向发展，即设置统一的、专门的社保监督管理机构，集中监督管理各项基本社会保障事务。同时，社保重大制度决定与预算工作应引入人民代表大会及其常委会参与并承担相应职能，司法机关承担起司法监督的职责。② 就城乡医保监督，应明确医保基金监督的主管部门为医保监督管理机构，在此基础上，发挥财政、审计等机构的监督职责，同时赋予足够的权威，让其统筹协调各方面的力量对医保基金实施全面监督管理。

# 四　城乡医疗保障整合中政府职能调整的策略

## （一）明晰政府在城乡医疗保障整合中的责任边界

统筹城乡居民医疗保险制度的目的，绝对不是表面上所表现的

---

① 单大圣：《中国医疗保障行政监督体制研究》，《广东行政学院学报》2012 年第6 期。

② 郑功成：《中国社会保障改革与发展战略——理念、目标与行动方案》，人民出版社 2008 年版，第 74 页。

整合部门利益，而是提升整个医疗保障制度的公平性。<sup>①</sup> 当前我国医疗保障公平性严重缺失的原因，也是前一阶段我国医改不成功的教训之一，即没有理顺政府和市场的关系，过分相信和依赖市场机制，置医疗保障公共产品的性质于不顾，市场机制带来的医疗服务效率提高，是以降低社会公平、牺牲弱势群体的利益为巨大代价的，政府与市场责任厘定不清是政府对城乡医保投入不足的认识根源。2009 年新医改方案把坚持"公平与效率相统一"作为深化医药卫生体制改革的总体原则，向着公平目标迈出了实质行动的一步。作为公益性产品的基本医疗保障制度在公平与效率两者统一的前提下，应当更加注重公平。现阶段整合医保制度，实现"人人都能公平地享有基本医疗保障"的目标，重点是调整市场机制与政府责任关系的失衡。政府作为公共权利的行使者和公共利益的代表，在医疗保障的供给中不能将责任完全推给市场，需要进一步明确与强化政府的责任，发挥政府在医疗保障制度整合中的主导角色，主要负有规划、监管、筹资与购买责任，避免在医疗卫生体系建设中的"缺位"。政府主导绝不是政府包办，将医疗服务的筹资者、购买者与提供者分开，而是由政府、个人和用人单位或集体共同承担筹资责任，将医疗服务的供给和生产职能相分离，医疗保障经办和医疗服务提供可以交由市场提供，引入竞争机制，通过购买服务的方式进行供给，弥补政府失灵造成的供给效率低、质量差的缺陷。

### （二）建立全国统一的医疗保障制度框架，适时提高统筹层次

医保制度整合要建立起全国统一的制度框架体系，打破现行医保制度城乡、地区、人群分割的状态，从"三元制"过渡到"二元制"，最终实现"一元制"。首先将资金筹集与保障水平相近的"城居医保"和"新农合"整合成"城乡居民医保"制度，在此基础上，缩小"城乡居民医保"与"城职医保"的差距，最终实现全国统一的国民健康保险制度。

适时提高城乡居民医疗保障统筹层次，首先全面推进地级统

---

① 郑功成：《城乡医保整合态势分析与思考》，《中国医疗保险》2014 年第 2 期。

筹，逐步过渡到省级统筹，待条件成熟时再实现全国统筹，增强更进一步提高基金的调剂和抗风险能力，政府通过转移支付等手段更好地兼顾弱势群体的利益，最终实现"人人都能公平地享有基本医疗保障"的目标。实现统筹层次的提高，需要做到统一医疗保障政策、缴费标准、医疗待遇水平、经办管理、信息系统等，这些都需要政府发挥主导作用。

医疗保障个人账户问题可以归纳为公平和效率问题，现实中医疗保障个人账户既没有实现效率，还违背了公平。[①] 医疗保障个人账户去留问题也已成为政策研究界的一个讨论话题。[②] 郑秉文认为，个人账户会分散医保制度的资金统筹能力，导致账户滥用的恶性膨胀，取消个人账户是大势所趋。[③] 取消个人账户有利于增加医疗保障统筹互济性，提升保障水平，进而提升参保者获得医疗服务的公平性，但不应立即取消个人账户，因为立即取消个人账户会损害部分参保人的利益，经过一段过渡期后，再完全取消个人账户。

在此期间，逐渐弱化个人账户的功能，即扩大个人账户支付范围，建立个人账户与门诊统筹的衔接机制，尽量减少由于取消个人账户而产生的转制成本。

### （三）建立支持城乡医疗保障整合的财政补贴和责任分担机制

政府对医疗保障制度财政补贴能够促进城乡、地区之间的基本医疗保险制度均衡发展，成为促进城乡医疗保障制度整合的主要因素。自试点以来，政府财政对"新农合"和"城居医保"的补贴金额逐渐增加，提高了医保的参合率和保障水平，逐步缩小了"城职医保"与"城居医保"、"新农合"的待遇差距，但在我国医疗保障转型过程中尚未形成科学合理的筹资体系及责任分担机制。

明确各级政府在医疗保险资金筹集中的责任边界，使财政补助

① 申曙光、侯小娟：《医疗保险个人账户的公平与效率研究——基于广东省数据的分析》，《中国人口科学》2011年第5期。

② 裴颖：《医保"个人账户"去留问题的探讨》，《人口与经济》2008年第3期。

③ 李唐宁：《专家：取消医保个人账户是大势所趋》，《经济参考报》2013年7月12日。

责任深度细化与明晰。优化各级政府的财政补贴结构是充分发挥各级政府在医疗保障整合过程中职能的前提条件，也是重新定位政府职能所必须遵循的基本原则。完善我国公共财政体制，合理划分各级政府在医疗保障整合过程中的财权和事权，强化中央和省级财政的出资责任。未来财政对医保的补助需要中央和省级财政扮演更重要的角色。目前，财政对医保的补贴采取由中央政府承担一半，省、市、县各级地方政府承担另一半的做法。对于财政困难的地方政府而言，应当改变其必须承担的财政补贴硬性要求，通过中央或省级财政转移支付办法为其提供支持，抵扣地方政府需要承担的补贴责任。对于省级政府财政较好的地区，省级财政对医保补贴应占配套资金总额的绝对比重，即省级财政应在地方政府配套资金时承担主要责任。由于基层政府财政负担过重，尤其是广大中西部地区地方财政多是"吃饭财政"，依靠地方政府财政补贴很难实现城乡医保整合的目标。因此，中央政府应该加大对城乡医保整合财政补助责任，省级政府适度增加财政补助分担比例。

财政补贴标准应当差异化。未来财政对医保的补贴标准的确定，需要综合考虑老龄化程度、收入差距水平、城镇化水平、医疗支出水平等因素定期进行科学测算。财政补贴政策应进一步向贫困老人和高龄人群倾斜。通过优化转移支付制度调节地区之间的医疗保障水平差距，中央财政加大对中西部地区医疗保障的投入，省级财政加大对贫困县乡医疗保障的投入。建立全国性医保统筹调剂基金和解决弱势群体医疗保障的资金，平衡与协调各统筹区域之间医保资金，每年安排适当的财政支出用于支持弱势群体参加医保，同时，承担城乡医保最终保底责任，监督地方政府运营管理的医疗保障资金。

建立筹资标准动态调整机制。目前"新农合"和"城居医保"财政补贴规模的确定凸显行政性，尚未建立一个规范化、程序化和精算化的调整机制。未来政府在考察疾病发生率、收入增长率、通货膨胀率等变量，科学预测短、中和长期财务状况的基础上，来确定筹资标准动态调整公式、比率、时间及财政补贴的标准，适时与适度调整财政补助目标。

### （四）优化城乡医疗资源配置，为城乡医疗保障制度整合提供转型条件

建立城乡一体化的国民健康保障制度，实现全民医保的长期目标，需要将医疗保障制度与公共卫生服务、药品供应和医疗服务等制度实现并轨融合。[①] 整合城乡医疗保障制度还必须同步整合城乡医疗卫生资源。然而，我国目前城乡医疗资源分布不均的状况仍然比较严重，很难为城乡医疗保障制度整合提供转型条件。在以后的医疗卫生体制改革中，包括城乡医疗保障制度整合，我们应确立财政投入在医疗卫生资源配置中的主体地位。[②] 强化财政卫生投入的预算管理，增加财政对医疗卫生投入总量。2013 年全国卫生总费用占 GDP 的比重为 5.57%，政府卫生支出占全国卫生总费用的30.1%。2010 年低收入国家卫生总费用占 GDP 的平均比重为6.2%，高收入国家该比重平均为 8.1%，金砖国家中的巴西和印度该比重分别为 9% 和 8.9%，中国目前卫生总费用占 GDP 的比重仅为 5.1%，这说明中国还有相当大的增长空间。[③] 发挥政府在医疗资源优化配置中的作用，不断完善中央财政和省级财政的转移支付制度，调整财政分配结构，将卫生财政投入的重点由城市和大医院转向农村和社区等基层卫生组织，重点用于支持农村乡、村两级卫生机构建设、基本药物的供给、医疗设备配备、农村医疗保障以及医疗卫生人才培养，提高农村基本医疗卫生服务能力。实现卫生资源配置的帕累托改进，解决城乡医疗卫生资源配置比例严重失衡的状况。变革财政投入方式，逐步由补供方（医疗机构）为主向补需方（患者）为主转变；由目前单一的拨款直接投入向多种形式的政府购买服务转变，如政府采购、免税、税收优惠等。

---

① 仇雨临、翟绍果：《我国医疗保障的制度转型与发展路径研究》，《人口与经济》2014 年第 2 期。

② 文小才：《中国医疗卫生资源配置中的财政投入制导机制研究》，《经济经纬》2011 年第 1 期。

③ 中华人民共和国卫生和计划生育委员会：《2013 年我国卫生和计划生育事业发展统计公报》2014 年 5 月 30 日。

公共卫生服务除了政府加大投入和调整支出结构外，还应逐步完善重大疾病公共卫生防控网络，提高处置重大突发公共卫生事件的能力。随着医疗保险向健康保障的转变，强调预防保健的重要性，引导基层卫生服务机构为全民提供慢性病预防、治疗、康复和健康促进等基本公共卫生保健服务。

理顺药品生产流通体制。减少药品的批发环节，建立现代药品物流配送系统，推行"医药分离"，改变目前以药养医的医院补偿机制，不断完善医疗保险机构对医疗服务提供方的第三方购买服务的付费机制，建立医保经办机构与医疗机构、药品供应商的谈判机制，约束医疗机构和药品供应商的行为，控制目前医疗费用迅速扩张的趋势。

加快城市社区卫生服务体系建设和农村三级卫生服务网络建设。城市医疗服务体系以社区卫生服务体系建设为重点，农村着力完善县、乡、村三级医疗卫生服务网络，政府在每个县建成1所二级甲等以上的公立医院，安排专门经费支持乡镇卫生院、村卫生室建设。完善城市大中型医院与社区卫生服务机构、乡镇卫生院对口帮扶和双向转诊制度，借助"万名医师支援农村卫生工程"、农村基层医疗卫生机构全科医生培训、农村医学生免费培养计划，为乡镇卫生院招聘执业医师等项目，有效提升基层医疗机构服务能力，从而增强农村医疗机构的"就诊看病"能力，使常见病、多发病、危急重症疾病能够在县域内就近诊治，降低农民就医成本，同时实现医疗卫生资源配置结构合理化，避免资源进一步向城市大医院集中。

**（五）建立城乡医疗保障统一的医疗保险管理体制与经办机构**

医疗保障制度整合的关键是经办机构的整合，各地推进城乡居民医疗保障制度整合的共同特点就是以管理一体化为突破口，优先整合管理体制与经办机制。从现有城乡统筹试点经验来看，有的归入人力资源与保障部门负责管理，有的则归入卫生部门。从试点地区实施结果来看，将医疗保障行政管理与经办服务统一划归人社部门及其经办机构优于将其划归卫生部门。人社部门统一管理社会医疗保险符合社会保险的基本规律和社会保险法的要求，目前人社部门负责"城职医保"、"城居医保"，"城职医保"经办机构相对成熟，从经办制度、经办队伍和信息网络平台等方面都优于"新农合"，它可以利用人社部门长期管理"城职医保"的优势。现阶段卫生行政部门与公立医院还无法切断利益关联，如果由卫生部门经办医保管理服务，就违背了医疗保险"第三方"购买机制，会出现经办和监督集于卫生部门于一身，使得医疗费用的控制和监管困难重重，同时卫生行政部门责任重大、任务繁重，也不宜再分心管理医疗保险。将"新农合"、"城居医保"并轨后统一由人社部门下属的社会保险经办机构管理，统一制度框架和管理体制，同时将两个制度基金合并纳入统一财政专户管理，推进管办分离，由人社部门所属的社会保险经办机构负责具体报销业务经办，实现医疗保险经办机构法人化、专业化、职业化。确保同一地区所有医疗保险事务只有一个经办机构集中统一经办，实行统一机构、管理、服务、结算、网络，促使城乡医疗保障在筹资、待遇、经办管理等方面的一体化。

建立统一的、可共享的城乡医保信息系统。完善的信息技术平台和网络是城乡医保合并后高效运转的技术基础，在城乡医保管理机构整合和统一后，建立城乡一体化的医疗保障信息管理系统，实现各级管理机构、经办机构、定点医疗服务机构信息互联互通，以节约成本，提升经办管理质量。城乡统一的医保信息系统建设可以借助"金保工程"，推行以身份证为编号可在全国通用的社会保障卡，增加医疗保险相关信息，建立医疗保险关系信息库，在技术层面实现全国医保联网，参保者凭借社会保障卡可在城乡各个角落即时办理医疗保险参保缴费、费用结算手续，使参保者感受到公共服务的便捷。

### （六）在国务院层面建立推进城乡医保一体化部门协调机制，为城乡医保整合提供组织保障

在我国医疗卫生体制与医疗保障改革过程中，在国务院层面也

曾设置过若干部门协调机构，如为深化医药卫生体制改革工作的需要，我国成立了由国务院分管副总理任组长，发展改革委承担主要工作的深化医药卫生体制改革领导小组。该领导小组由国家发展改革委、人力资源和社会保障部、卫生部、财政部等十几个国家部委组成，组织领导全国医药卫生体制改革工作。2003 年，为了加快推进新型农村合作医疗工作，在国务院层面成立了由国务院主管卫生方面工作的领导同志任联席会议组长，卫生部牵头的新型农村合作医疗部际联席会议制度。该联席会议由新农合相关的卫生部、发展改革委、民政部、财政部等 11 个部委的成员组成，负责组织协调新型农村合作医疗工作，较好地协调了各部委在推进新农合中的职责与分工，解决了新农合在推进过程中遇到的问题，使新农合在较短时间内实现了全覆盖。同样，2007 年，为做好城镇居民基本医疗保险试点工作，在国务院层面成立了由国务院分管副总理担任组长，劳动保障部门承担主要工作的城镇居民基本医疗保险部际联席会议，由来自人保部等多个部委的成员组成，加强了各有关部门的协调配合，同样在较短时间内开展了相关试点和制度推行。我国在进行城乡医疗救助制度时，同样成立了类似的协调小组，指导和协调了城乡医疗救助试点工作。

上述部门协调机制在促进我国卫生体制改革和医疗保障制度健康发展中发挥了重要作用，尤其是在制度试点初期和制度在全国范围内推行时，部门协调机制对于试点推开、制度在全国范围内建立与完善起着不可替代的作用。[1] 但也要看到，上述部门协调机构毕竟只是一种松散的机制，而非独立的、常设的实体机构，其功能最终还是要通过部门之间的沟通来实现。上述部门协调机构仅仅是一种阶段性工作机制，任务完成后即撤销。所以，在统筹城乡医保制度的过程中，建议也成立类似的我国在试点推行新农合、城镇居民医保和城乡医疗救助时成立协调机构的做法，成立由国务院分管副

---

① 单大圣：《我国医疗保障管理体制存在的问题及其改革建立健康保障大部门的体制构想》，《福建行政学院学报》2014 年第 2 期。

总理担任组长，人保部门承担主要工作的城乡医保一体化工作联席会议，鉴于城乡医保制度整合非短时间能够完成，可以使联席会议制度变成常设领导小组，推进全国城乡医保一体化工作，为最终实现"人人均等享有医保"提供组织保障。

# 第八章

# 医疗救助

## 一　医疗救助概述

### （一）医疗救助的含义及功能定位

医疗救助（medical assistance）是政府和社会对因患病而无经济能力诊治的贫困人群，实施专项帮助和资金资助的一种医疗保障制度。它不仅是我国社会救助体系的重要组成部分，而且是多层次医疗保障体系的有机组成部分，是一种以减免医疗费用为形式的低层次的医疗保障。在我国还没有建立起覆盖全民的医疗保障制度的现阶段，医疗救助在我国城市和农村居民医疗保障中具有重要作用。

医疗救助有广义和狭义两种含义。广义的医疗救助是指，国家和社会对贫困人口与不幸者组成的社会弱势群体提供款物接济和扶助的一种生活保障政策，其目标是帮助弱势困难群体摆脱生存危机。这种视角下医疗救助的主体是政府和社会，利用一切能够进入医疗体系的资源来解决贫困人口的就医问题。狭义的医疗救助是指，政府通过提供财务、政策和技术的支持保障贫困人口得到最基本的医疗服务，其目标是改善困难群众的健康状况。在该概念范畴下的医疗保障主体为政府。

医疗救助具有以下三个显著特点：一是从医疗救助的对象来看，主要是贫病交加者，也即贫困或者优抚者之中的疾病患者；二是因为医疗机构是实现医疗救助的必经途径，因此，医疗机构的医术、服务、价格等因素会直接影响医疗救助资金的使用及医疗救助效果；三是医疗救助是政府为了提高医疗卫生服务的公平性和可及性，使贫困人口的健康状况得到改善的一种制度安排，它强调人权平等，并以最大限度地提高社会福利水平为其价值取向，最终目的是保障基本人权，促进社会的公平与公正。

医疗救助制度是指政府通过提供财务、政策和技术上的支持使贫困人口获得重要的医疗卫生服务，以改善目标人群健康状况的一种运行机制。医疗救助的功能定位主要包括在医疗保障体系和社会救助体系中的功能定位。

### （二）医疗救助在医疗保障体系中的地位和作用

现代医疗保障体系具有多元化、多层次性的特点。医疗保障体系的多元化是指，医疗保障的责任主体从传统上强调个人发展为政府、社会和个人的共同责任；医疗保障制度的多层次性是指，现代医疗保障制度根据不同的社会群体对医疗服务的需求建立不同的医疗保障制度。现代医疗保障制度主要包括：补充医疗保险、社会救助和基本医疗保险。补充医疗保险是相对于基本医疗保险而言的，包括企业补充医疗保险、商业医疗保险、社会互助和社区医疗保险等多种形式。它是基本医疗保险的有效补充，也是多层次医疗保险保障体系的重要组成部分，具有非强制性的特点，是用人单位和个人自愿参加的。它用于满足不同社会群体多层次的医疗服务需求，体现了医疗保障水平的差异性，是对社会成员起补充医疗保险作用的各种社会性医疗保险措施的总称。它在基本医疗保险制度之外存在和发展。基本医疗保险是指通过单位和个人缴费，建立医疗保险基金，参保人员在患病就诊产生医疗费用之后，由相应医疗保险经办机构给予一定经济补偿，从而补偿劳动者因疾病风险造成的经济损失而建立的一项社会保险制度，具有广泛性、共济性和强制性的特点。而相对于补充医疗保险和基本医疗保险制度，医疗救助是由政府主导，以保障少数困难群体为目的的基本医疗服务制度。在整个医疗保障体系中，医疗救助处于最底层，起到"兜底"的作用，可以说，作为医疗保障体系的重要组成部分，医疗救助制度对于缓解困难群众"看病难、看病贵"，满足少数困难群体的医疗服务需求具有重要作用。

### （三）医疗救助的分类

医疗救助按救助病种可分为：门诊救助、住院救助和综合救助。门诊救助一般采用政策减免和医疗救助卡发放等形式对困难群体实施救助。主要针对一般疾病，具有补偿水平低和救助人数多的特点；相比于门诊救助，住院救助对救助对象的补偿水平高，是目前我国医疗救助探索实践中普遍采用的救助形式。救助对象为患有疾病复杂、病程长、次均费用高的重特大疾病的人员。民政部最低生活保障司在《2006年城市医疗救助试点工作年度报告》中指出，既开展门诊救助又开展住院救助的试点县（市、区）数只占试点地区总数的65.8%，而只开展住院救助（或大病救助）的占到33.9%（其中西部占76.8%）。综合救助，由于门诊救助和住院救助的可及性不足，覆盖的病种有限，单独采用时不能很好地解决贫困人群面临的风险。因此，综合医疗成为我国医疗救助模式的发展方向。另外，我国通过建立专项救助资金对一些重大疾病，比如精神病、各类传染病（如艾滋病、血吸虫病、结核病）等进行救助。

医疗救助按救助方式可分为：直接救助和间接救助。直接救助是指，通过发放现金、派发医疗救助卡、政策减免等方式使救助对象享受医疗服务。但是，其中发放的现金难以保证救助资金的使用方向，可能导致救助资金使用效率低下；同时，也难以对救助对象有效使用救助资金形成约束。间接救助是指，医疗救助部门通过与医疗救助服务机构核算，将救助资金拨付给医疗机构，由医疗机构为受助人员提供一定医疗服务的形式。目前很多国家都积极探索采取政府直接向医疗机构给付救助资金，形成"第三方付费"模式，这种模式的给付也分为预付和后付。

医疗救助按救助对象可分为：城市医疗救助对象和农村医疗救助对象。根据民政部、卫生部、劳动保障部和财政部在2005年颁布的《关于建立城市医疗救助制度试点工作的意见》，城市医疗救助的救助对象为城市最低生活保障对象中未参加城镇职工基本医疗保险的人员、已参加城镇职工基本医疗保险的个人负担仍然较重的人员和其他特殊困难群众。根据民政部、卫生部和财政部在2003年联合下发的《关于实施农村医疗救助的意见》，农村医疗救助的对象为五保户、贫困家庭成员和地方政府规定的其他符合条件的农村贫困农民。从各地医疗救助试点实践中，进一步扩大了救助对象范围，如低收入老年人、流动人口中的孕妇、精神病患者等。

医疗救助按救助时间可分为：医前救助、医中救助和医后救助。医前救助属于医疗救助预付制，主要是指在发生卫生服务需求前救助部门通过定期发放医疗救助金、资助城市居民参加医疗保险、资助农村困难居民参加新型农村合作医疗等方式给予贫困救助对象一定补偿，从而提高贫困救助对象卫生服务的利用；救助部门为救助对象发放医疗救助证，救助资金直接与医院结算，救助对象在医疗服务完成后，只需缴纳自付部分，不用先垫付救助费用。由于医前救助在资金的结算上相比于其他类型简单，避免了救助对象因无法垫付医疗费而得不到及时救治的问题，有利于提高贫困人群医疗卫生服务的可及性。医中救助是指在贫困救助对象疾病诊断和利用医疗服务的过程之中，根据患者疾病负担给予一定额度或比例的救助。救助形式可以是医疗救助部门（民政部）给予救助对象一定的现金补偿；也可以是医疗机构对医疗服务费用的一定额度或比例予以先期垫付，民政部再与医疗机构核算补偿。医后救助是指医疗救助部门确定的医疗救助对象在患病后接受医疗服务时自己预先垫付医疗费用，再通过向医疗救助管理机构申请，获得救助资金以补偿先期支付的费用。这是我国目前最普遍的救助方式。医后救助使贫困群众看病时需要自己预先支付所有医疗费用，从而导致相当多的救助对象因为没有能力支付医药费用而延误治疗或放弃治疗。另外，一些地区还在医后救济中经常发生拖延报销时间，甚至一年或半年才集中办理一次。因而，在实践中，医疗救助从医后救助转向医前救助和医中救助是医疗救助发展的必然趋势。

### （四）医疗救助政策理念

第一，提高医疗服务的公平性和可及性。目前医疗救助政策理念已从着眼于减轻贫困家庭的经济负担扩大到注重医疗服务的公平性和可及性。减轻贫困家庭的医疗负担仅仅是医疗救助制度体系中的一个目标，从降低医疗服务门槛的角度来看，更加注重对贫困群体医疗服务可及性和公平性的实现。

第二，从大病救济扩展为对贫困人口基本医疗权利的保障，医疗救助从"大病风险救助"扩大为更加合理的"高医疗费用风险的救助"，基本医疗费用不仅是医疗救助的基本内容，而且是医疗救助的优先内容，从"大病救助"的末端治理，实现对贫困人口基本医疗服务和健康状况的改善。

第三，从医疗救助基金的"收支平衡"扩展为"社会福利效益最大化"。从这个层面来说，救助资金要更加优先向低成本、将显著提升贫困人口的健康状况的医疗服务项目倾斜，从而形成"低水平、广覆盖、广收益"的政策理念；从医疗救助"关怀式的救助"拓展为以增进和改善贫困人口的健康和自我发展能力为目标的"发展式救助"。目前的医疗救助在其救助基金的设计还停留在医疗救助资金的"收支平衡"上，而不是实现"社会福利效益最大化"。

# 二　国外医疗救助制度

## （一）国外典型国家的医疗救助制度建设

从西方发达国家实践来看，医疗救助制度建设的实践都是依托于本国医疗保障制度，因此，对其医疗救助的研究必须立足于这些国家的医疗保障体系。从目前来看，在西方发达国家主要有政府主导的国家医疗保险模式、社会医疗保险模式、商业医疗保险模式和强制储蓄医疗保障模式四大医疗保障模式。由于各国的医疗保障的医疗保障水平、医疗保险基金的筹集方式等各不相同，因此，各国的医疗救助制度也不尽相同。

1. 国家医疗保险模式

英国、加拿大等国家及地区是国家医疗保险制度的典型代表，以财政预算安排国民健康保险支出，不论个人收入如何，只根据人们的医疗需求，为全体公民提供几乎免费的医疗卫生服务，患者只需象征性地自付少量费用。① 特定的老年人、低收入者、残疾人、失业者等贫困人群，除了能享受一般人群的免费医疗服务外，还能免除一些需个人自付的处方费、牙医费、部分麻醉和手术材料费。②

澳大利亚也基本上属于这种类型。澳大利亚的社会保障体系是以社会救助制度为核心，医疗保障网覆盖全体国民，患者无须通过财力审查即可享受医疗保障。患者在公立医院就诊是免费的，在私立医院就诊时个人只需负担门诊费用的 15% 和住院费的 25%，而且个人实际负担的医疗费用超过一定的金额后，就可以享受免费待遇。③

2. 社会医疗保险模式

德国和法国是社会医疗保险模式的典型国家。这种医疗保险模式主要以将贫困人口纳入社会保险的方式，对贫困人口进行公共补贴，从而使贫困人口与其他人口实现互助共济。

在德国，政府往往通过法律规定雇主和雇员按照一定比例缴纳医疗保险费，社会保险基金用于雇员和其家属就医；而医疗救助则主要针对贫困人口一般低收入家庭和贫困家庭，对于贫困人群以及高龄、残疾、生育等特殊需求的人群，通过资助贫困人口参加社会医疗保险，享受医疗保险待遇；相比于其他人群的医疗保障待遇，政府所提供的救助标准高，一般能够免除自己所支付的医疗费用。

在法国，拥有医疗保险的人口占总人口的 95%，其中特殊疾病患者医疗费用的共付资金能够减免。年税收入低于 6600 法郎（7775 美元）的人不需支付参保费用，但需承担共付金额；政府通常对贫困人口的自付部分实施财政预算补贴。此外，政府对自愿参加医疗保险的低收入群体也提供一定补贴。

3. 商业医疗保险模式

商业医疗保险模式主要是通过市场机制对医疗费用进行筹集。

---

① 时政新：《中国的医疗救助及其发展对策》，《国际医药卫生导报》2002 年第 11 期。

② 李小华、董军：《医疗救助的内涵、特点和实质》，《卫生经济研究》2005 年第 7 期。

③ 徐玮、陈正祥：《城镇困难群体呼唤医疗救助》，《社会保险研究》2007 年第 11 期。

美国作为典型的商业医疗保险模式国家，政府只负责老年人和贫困人口的医疗服务，在具体制度设计中分为两大公共健康项目：Medicare 和 Medicaid。其中，Medicare 项目是针对老年人的健康保险项目；Medicaid 项目是针对贫困人口，包括低收入者、贫困家庭的儿童、孕妇，以及残疾人。医疗救助费用由联邦和州政府共同承担。此外，还取消了贫困人口医疗费用的起付线和共付费用的缴纳。

4. 强制储蓄医疗保障模式

强制储蓄医疗保障模式是以家庭为单位储蓄医疗基金，从而解决参保对象的患病医疗费用。针对医疗储蓄不能支付医疗费用的情况，新加坡推出了医疗基金、老年保护和老年残疾资助，主要通过资助贫困对象或对贫困人群难以支付的费用进行补助，对无力支付住院费用的贫困人群、老年人、残疾人进行救助。

5. 其他国家医疗救助制度建设

韩国制定的《医疗保护法》中规定，对无劳动能力的贫困人群的医疗救助，从门诊到住院服务的全部医疗费用均由医疗保险基金支付；对有劳动能力的救助对象，医疗保护基金支付全部的门诊医药费用以及一部分住院费用，其余的住院费用可无息贷给；医疗救助对象须在指定的医疗机构就诊和住院。[1] 菲律宾优先保障老年人、伤残人士、妇女和儿童的医疗需要，并确保向贫困人群提供免费的医疗卫生服务。由中央政府与地方政府共同为贫困人群支付参加医疗保险的费用以及医疗费用。[2] 巴西实行全民免费医疗制度和私人健康保险制度。居民包括贫困人群到任何一家公立医疗机构就诊、体检或申请其他预防性服务均免费。[3] 政府根据医院的工作量、不同类型的疾病，按成本对运营费用进行核算，从而对医院费用按期拨付。另外，政府还规定私立医院每年必须为中低收入群体提供一定的免费医疗。

---

① 乌日图：《医疗保障制度国际比较》，化学工业出版社 2003 年版，第 34—36 页。

② 马进、张重华、方修仁等：《菲律宾卫生系统对我国弱势人群医疗救助的启示》，《中国卫生经济》2006 年第 1 期。

③ 周伟、徐杰：《巴西医疗卫生体制与改革给我们的启示》，《江苏卫生事业管理》2003 年第 4 期。

### (二) 国外典型国家医疗救助制度特点

为了帮助困难群众最大限度地获得医疗服务，维护社会的公平和正义，各国都制定了针对贫困人口的医疗救助政策。各个国家的经济发展水平、政治制度和文化等方面存在较大差异，总的来说有以下几个方面的特点：

1. 将医疗救助机制内嵌于公共医疗保险制度

西方发达国家的医疗救助机制基本都内嵌于公共医疗保险制度中，这是预防低收入群体因病致贫、因病返贫的第一道防线；其制度设计的目的是为了防止高额医疗费用对居民生活产生影响。

实践中，医疗救助主要有两种方式：一是设立居民承担医药费的固定额度。也就是说，在强调个人承担合理医药费的同时，针对个人或家庭设立年（或分项目）最高负担金额，负担金额为固定金额。如澳大利亚就设立了自付金额为固定额度，该国医疗保障项目医疗照顾制度（Medicare）和处方药补贴计划（Prescription Benefit Scheme）本身设有巨灾保障机制，如果居民（非低收入者）每年的自付医疗费用超过 1148.7 澳元的临界值超额部分报销比例为 80%；年度药品自费部分超过 1421.2 澳元时，当年剩余时间每一种药品自付金额为 6 澳元。针对低收入者（联邦优惠卡持有人），澳大利亚设有医疗照顾安全网（Medicare Safety Net）和药品补贴计划安全网（Prescription Benefit Scheme Safety Net），将低收入病人享受医疗费用超额保障的门槛降低到 624.1 澳元；每一种处方药自付金额降为 6 澳元（普通人群自付金额为 36.9 澳元）；年度药品自付部分超过 360 澳元时，剩余时间所用的药品全部免费。[①] 二是居民自付金额与家庭可支配收入相挂钩。比如德国，参保人的就医费用不会超过项目限额，如每天住院自付 10 欧元，每年最高自付 28 天，而孕妇、未满 18 岁的参保人不需要自付费用；另一方面，参保人年最高负担金额不超家庭可支配收入的 2%，对于慢性病，最高负担

---

① Australian Government Department of Human Services, 2014 PBS Co-payment and Safety Net Amounts, 2014-08-18, http://www.pbs.gov.au/info/news/2014/01/co-payment-safety-net-amounts-update.

金额为家庭可支配收入的 1%。① 另外，一些国家还针对不同收入水平群体实施差异化补贴或不同的医疗费用补贴，从而实现公共医疗资源向中低收入人群倾斜。值得注意的是，德国医疗保险就有强制性，所有人必须参加医疗保险，对于经济困难的人由政府资助参保；参保者的配偶及子女不需缴纳保险费，就可以享受医疗待遇。

与医疗保障模式相联系，医疗救助资金主要有三种来源途径：一是国家财政。在实行国家医疗保障模式的国家，多由国家财政予以资助。二是社保基金、风险池和国家财政。在实行社保模式的国家，主要由社保基金予以资助，风险池共同分担，国家财政予以支持。三是居民个人和风险池。实行市场主导模式的国家，则主要由居民个人出资、风险池共担。

2. 家计调查式的医疗救助制度

在公共医疗保险制度改革的背景下，在免赔、共保等费用措施普及的情况下，低收入群体依然面临难以负担医疗费的情况，为避免巨灾保障制度下个人或家庭仍有可能陷入"因病致贫"、"因病返贫"的困境，很多发达国家还向低收入群体和弱势群体提供直接的医疗救助，设立了家计调查式的医疗救助制度。从几个典型国家的具体实践来看（见表 8—1），② 家计调查式的医疗救助制度有以下几个方面的特点：一是救助群体主要是弱势群体，如低收入群体和老年、少儿；二是救助资金主要来源于政府财政预算，还包括一定的社会捐助；三是救助项目往往涉及最基本的门诊、住院、家庭护理、预防保健等；四是对受助者的资格进行严格限定和审查，确保救助资金用于最需要救助的人群。

3. 建立政府、社会、商业健康保险和个人共同负担的多元医疗保障

随着西方社会经济发展速度的放缓、老龄化社会的到来以及人

---

① The German Health Care System 2009，2014-08-18，http：// www. commonwealth-fund. org / Topics / Interna-tional-Health-Policy/Countries/~/media / Files / Publica-tions / Other /2010 / Jun / International% 20Profiles /1417 _ Squires_ Intl_ Profiles_ Germany. Pdf.

② 锁凌燕、冯鹏程：《医疗救助制度的国际经验及对中国的启示》，《中国卫生政策研究》2014 年第 9 期。

们健康诉求的提高，各国都以"基本服务靠政府，改善服务靠市场"为指导，出台了相应的社会政策鼓励商业健康保险的发展，从而建立了政府、社会、商业健康保险和个人共同负担的多元医疗保障制度。澳大利亚通过政府对投保人给予保费补贴和对高收入家庭不购买商业保险给予惩罚的政策，鼓励人们购买商业保险。比如，在保费补贴中，政府针对不同的参保年限和收入水平等设立不同的标准，从 2005 年 4 月起，对老年群体进一步提高补贴标准，65—69 岁补贴比例为 15%—35%，70 岁以上补贴比例为 20%—40%；从 2012 年 7 月起，对高收入人群不再提供保费补贴。另外，如果富人没有购买商业健康保险，就需要加征 1%—1.5% 的医疗照顾附加（medicare levy surcharge）；同时，购买商业医疗保险的参保人有权选择医生和病房等。政府通过以上惩罚和奖励措施促使更多富人到私立医院就诊，从而分散了政府的医疗费用风险，缓解了公立医院人满为患的压力。

表 8—1　　　　　　　　典型国家家计调查式医疗救助

| 代表国家 | 医疗保障体系模式 | 医疗救助制度安排 | 救助对象 | 保障内容 |
|---|---|---|---|---|
| 英国 | 国家医疗保险模式 | 医疗救助制度 | 老年人、体弱多病者、享受政府津贴补助人群、低收入人群等 | 如果家庭有成员享受收入救助、养老金补助或待业收入津贴，可以全部免除医疗自付费用，其他低收入者可以免除牙医、视力、路途方面的费用 |
| 法国 | 社会医疗保险模式 | 普惠式医疗覆盖制度 普惠式补充医疗覆盖制度 | 低收入群体、非法居民中的低收入群体（需在法国不间断居住 3 个月）也适用于国家医疗救助计划（AME） | CMU 保障各类医疗费用，但要求使用规定的诊疗技术和药品目录；CMUC 保障个人自付费用 |

续表

| 代表国家 | 医疗保障体系模式 | 医疗救助制度安排 | 救助对象 | 保障内容 |
|---|---|---|---|---|
| 日本 | 社会医疗保险模式 | 法定医疗救助 | 低收入者 | 包括门诊、住院、手术、药品等费用，看病时所必需的交通费等费用也纳入救助范围 |
| 美国 | 商业医疗保险模式 | 医疗救助制度（Medicaid） | 包括有抚养孩子负担的家庭计划和补充保障收入计划的援助对象；低收入家庭的小孩和孕妇；低收入的医疗照顾被保险人；有较大医疗开支的人群；接受机构护理的人群 | 联邦政府规定医疗服务的提供、质量标准、资助标准和参加者的资格要求，由各州参照决策执行 |
| 新加坡 | 强制储蓄模式 | 医疗救助基金（Medifund） | 低收入、缺乏足够储蓄又无家庭支持的弱势人群 | 补贴医疗费用，由基金认可医疗机构的专门委员会审核并决定救助标准，对65岁及以上老人和18岁以下少儿有特殊优待 |

## （三）国外医疗救助制度建设对我国的启示

在西方发达国家医疗救助建设中，虽然在具体制度安排上存在差异，但是它们制度建设的指导思想和改革趋势却是相似的。第一，强调政府责任。在西方，不论是强调政府主导作用的国家还是强调市场导向的国家，在医疗救助建设实践中都强调政府责任。第二，强调医疗救助的对象为社会弱势群体。在西方国家的医疗保障制度改革中强调以医疗救助为托底，建立多层次医疗保障体系；在公共医疗保险改革中强调公共资源向弱势群体倾斜，国家的医疗救助制度都配套设有严格的家计调查，并通过严格的制度设计对受救助对象的资格进行审查，从而使真正需要救助的人得到及时救助。第三，强调公平原则优先、效率次之。在具体做法上，对于高收入群体，国际社会的趋势是鼓励其购买商业健康保险，分流公共资源压力；而在基本公共医疗保险"普惠"待遇的基础上，更强调公共资源部分倾斜，差异化地提高对老人、儿童、残疾人等弱势群体的保障水平。[①] 这就使得不同人群的医疗负担或享受的待遇水平与收入和承受能力相适应，这与医疗保障制度的强调公平和兼顾效率的原则高度一致。第四，在救助理念上强调病前干预，注重因贫致病的问题。比如医疗救助的项目除了最基本的门诊、住院之外，还包括家庭护理、预防保健等。第五，注重医疗救助制度安排与公共医疗保险制度的衔接，建立综合医疗救助模式。一方面，有利于较好地避免贫困人口因无力支付门诊费用而发生由小病变大病的情况；另一方面，有利于缓解贫困人群和医疗救助系统的负担。

## 三　我国医疗救助制度的建设实践

### （一）我国医疗救助制度的发展

我国古代儒家、墨家和道家思想为医疗救助实践奠定了思想基础。典型的如儒家思想，其核心为仁、义、礼、智、信，其中"仁和义"的思想对我国社会救助实践具有深远影响。孔子认为"仁"是孝悌的基础，孝不仅限于对父母的赡养，而应该推己及人尊重除父母之外的人；儒家经典著作《礼记·礼运》篇讲道："大道之行也，天下为公。选贤与能，讲信修睦。故人不独亲其亲，不独子其子，使老有所终，壮有所用，幼有所长。鳏、寡、孤、独、废疾者，皆有所养。"就是说人们不仅要奉养自己的父母、养育自己的孩子，还要让天下的老年人都能安享晚年，年迈的鳏夫、孤儿、无子老者、残疾人都能得到社会的关爱。"以保息养万民，一曰慈幼，二曰养老，三曰赈穷，四曰恤贫，五曰宽疾，六曰安富"，其中"矜寡孤独废疾者，皆有所养"就是指要对疾病困难者给予救助，

---

① Ke Xu, David B. Evans, Kei Kawabata, et al., "Household Catastrophic Health Expenditure: A Multicountry Analysis", *The Lancet*, Vol. 362, No. 9378, 2003, pp. 111 - 117.

保障其基本生活的思想。① 而"宽疾"就是指对患疾者给予救助。再比如，墨家的"兼爱"思想和道家的"无为"思想也都为古代救助实践奠定了思想基础。在以上思想的影响下，南北朝时期就建立了与医疗救助紧密相连的六疾馆，"六疾"语出《左传·昭公元年》，泛指多种疾病，六疾馆专门收贫病不能自立的人。宋代还出现了"安济院"、"惠民药局"、"福田院"、"居养院"等，对贫病和残疾人员进行救助。

1. 近现代医疗救助思想和实践

在传统儒家文化的熏陶以及西方福利思想和资产阶级民主革命实践的影响下，近现代时期我国逐渐形成了一种"补救型"的社会福利思想。"补救型"的社会福利将社会福利看成是一种在常规的社会机制不能正常运转或者不能满足一部分社会成员某些较为特殊的社会需求时而采取的应急措施，因此其目标是"为社会弱者服务"②。而医疗救助实践，主要包括在政府所颁布的一系列具体立法中，如1915年颁布的《游民习艺所章程》、1928年颁布的《监督慈善团体法》和1943年颁布的《社会救济法》。其中以《社会救济法》最为著名，从救济对象来看，该法将六类群体规定为救助对象：一是年龄在六十岁以上精力衰耗者；二是未满二十者；三是妊妇；四是因疾病伤害残废或其他精神上身体上之障碍，不能从事劳作者；五是因水旱或其他天灾事变，致受重大损害，或因而失业者；六是其他依法令应予救济者。从救济方法来看，主要包括："救济设施处所内之留养、现款或事物衣服等必需品之给予、免费医疗、免费助产、住宅之廉价或免费供给、资金之无息或低息贷与、减免土地赋税、实施感化教育及公民训练、实施技能训练、职业介绍、其他依法令所定之方法。"从以上对救济对象和救济方法的规定中可以发现，其中将"妊妇"和"因疾病伤害残疾或其他精神上身体上之障碍不能从事劳作者"作为救济对象，以及在以上12种救济措施中规定的"免费医疗"和"免费助产"就体现了典型的

① 相自成：《大同思想》，《中国残疾人》2001年第5期。
② 郑功成：《中国社会保障制度变迁与评估》，中国人民大学出版社2002年版。

医疗救助实践。但是，由于各种原因，以上医疗救助政策并没有得到很好实施。

2. 新中国成立后到改革开放前医疗救助实践

新中国成立初期，由于受长期战争和大范围自然灾害的影响，我国的重点任务是救助数千万的贫困人口和灾民，其重点是保障灾民和贫困人口的温饱，因而医疗救助制度并没有建制，它只是作为社会救助的一部分。因此，这一时期对医疗救助的关注度并不高。到了20世纪50年代，农村随着农业合作化的实施，集体经济组织承担了对农村居民社会福利进行保障的责任，农民的生、老、病、死都依赖于集体经济组织。同时，建立了"五保"制度，对无依无靠无劳动能力的孤寡老人、残疾人和孤儿的"吃、穿、住、医、葬（教）"进行保障。尤为重要的是，1959年，在山西省稷山县召开的全国卫生工作会议上，充分肯定了农村合作医疗制度的成就，而这也为此后我国新型农村合作医疗制度的实施奠定了政策基础。可以说，集体经济组织、五保制度和农村合作医疗制度，在一定程度上保证了广大居民的基本医疗需求。

3. 改革开放后我国医疗救助实践

改革开放以后，随着经济体制改革，农村实行家庭联产承包责任制，农村集体经济组织逐渐解体，集体经济组织对农民的社会保障功能也进一步弱化乃至消失。与此同时，由于卫生领域的市场化改革，"看病难、看病贵"的问题也日益凸显。因此，对医疗卫生领域实施改革，降低医疗卫生服务费用，扩大医疗卫生服务的可及性成为我国政府和社会普遍关注的问题，针对贫困人口的医疗救助建设也成为政府的主要职责之一。20世纪90年代，随着贫困人口的剧增，一些地方开始通过政府下发专门文件，甚至通过地方立法开展医疗救助，医疗救助成为政府的一项职责。[①]上海市率先在全国探索建立医疗救助制度，1990年上海市民政局、卫生局和财政局联合制定了《上海市城市贫困市民急病医疗困难补助办法》，对于

---

① 时正新：《中国的医疗救助及其发展对策》，《国际医疗卫生导报》2002年第11期。

无直系亲属依靠、无生活来源和无生产劳动能力，生活依靠政府救济的孤老、孤儿和孤残人员，民政部门给予定期定量救济的其他各类特殊救济对象，家中无人在业和无固定经济收入的社会困难户，市和区、县党政领导机关交办的个别特殊对象给予门诊补助和住院补助，农村疾病补助经费来源于农村集体经济，由民政部门负责管理。①

与此同时，国外组织和研究机构也进行了大量有关医疗救助的有益探索和实践。典型的有世界银行贷款综合性妇幼卫生项目（简称卫生Ⅵ项目）、秦巴卫生子项目和中国基本卫生服务项目（简称卫生Ⅷ项目）。

世界银行贷款综合性妇幼卫生项目中关于医疗救助的内容主要包括：从医疗救助的对象来看，针对贫困地区的妇女和儿童；从资金的来源看，主要通过县政府投资（按照全县总人口人均 0.1 元的标准）和社会捐赠等筹资形式；从医疗救助的项目来看，主要包括妇女孕产期保健、高危孕产妇住院分娩、产科并发症、小儿重症肺炎和腹泻疾病。

秦巴卫生子项目是我国政府和世界银行合作的"世界银行贷款秦巴山区综合开发扶贫项目"中的一个子项目，后经我国政府和世界银行决定，将该子项目纳入卫生Ⅷ项目的 B 部分。该项目于 1998 年 10 月启动，其中 B 领域为特困人口医疗救助，计划至少要覆盖项目地区 20%的最贫困人口，为他们提供最符合成本效益的预防保健和住院服务（结核病除外）。②

加强中国农村贫困地区基本卫生服务项目，是我国政府利用世界银行贷款实施的第 8 个卫生项目。其目标是：改善农村贫困地区卫生服务体系能力和提高卫生服务利用水平，保证当地居民获得基本医疗卫生保健服务，在农村贫困县人口实现可持续的健康改善，是我国涉及贫困地区较广、受益人群较多的卫生项目。项目总投资

---

① 上海市民政局、卫生局、财政局：《上海市城市贫困市民急病医疗困难补助办法》，1990 年。

② 李新伟、吴华章：《医疗救助制度的历史发展与现状》，《中国卫生经济》2006 年第 1 期。

1.068亿美元，其中英国政府通过卫生Ⅷ项目提供了1501万英镑的赠款。卫生Ⅷ项目自1998年10月正式启动以来，在项目地区开展了大量与特困人口医疗救助有关的活动，明显地改善了项目地区特困人口对基本卫生服务的可及性，降低了因病致贫的风险，受到了当地政府、基层干部和群众，特别是困难家庭的欢迎，并为国家出台农村贫困人口医疗救助政策积累了经验，起到了很大的推动作用。①

这一时期，虽然我国实施了一系列针对贫困人口，尤其是贫困地区贫困人口的医疗救助实践，但基本上都是在国际组织的资助下实施的，医疗救助尚未成为我国政府的日常工作之一，我国政府也尚未制定出具体的社会救助政策。

### （二）我国医疗救助制度政策的制定

我国医疗救助政策的制定主要经历了以下几个关键节点：2002年，国务院召开了全国农村工作会议，并做出了《中共中央、国务院关于进一步加强农村卫生工作的决定》，指出"建立和完善农村合作医疗制度和医疗救助制度"，"对农村贫困家庭实行医疗救助。医疗救助对象主要是农村五保户和贫困农民家庭。医疗救助形式可以是对救助对象患大病给予一定的医疗费用补助，也可以是资助其参加当地合作医疗。医疗救助资金通过政府投入和社会各界自愿捐助等多渠道筹集。要建立独立的医疗救助基金，实行个人申请、村民代表会议评议，民政部门审核批准，医疗机构提供服务的管理体制"，"政府对农村合作医疗和医疗救助给予支持"。②

2003年，《民政部、卫生部、财政部关于实施农村医疗救助的意见》（以下简称《救助意见》）中对农村医疗救助的内涵、目标原则、救助对象和救助办法进行了更为具体的规定。《救助意见》指出："农村医疗救助制度是政府拨款和社会各界自愿捐助等多渠道筹资，对患大病农村五保户和贫困农民家庭实行医疗救助的制度。力争到2005年，在全国基本建立起规范、完善的农村医疗救

---

① 卫生部国外贷款办公室：《中国基本卫生服务项目特困人口医疗救助实施手册》，2004年。

② 中共中央、国务院：《关于进一步加强农村卫生工作的决定》，2002年。

助制度。"① 为加强农村医疗救助基金管理，保证农村医疗救助基金运行安全，财政部和民政部于 2004 年制定了《农村医疗救助基金管理试行办法》，其中对基金的使用、筹资和管理做了明确的规定。②

2005 年 3 月 14 日，国务院办公厅转发了民政部、卫生部、劳动保障部和财政部《关于建立城市医疗救助制度试点工作意见》，提出：从 2005 年开始，用 2 年时间在各省、自治区、直辖市的部分县（市、区）进行试点，之后再用 2—3 年时间在全国建立起管理制度化、操作规范化的城市医疗救助制度。③

2009 年，我国将医疗救助制度正式纳入国家基本医疗保障体系，对城乡医疗救助制度进行整合，建立了城乡居民大病保险制度和疾病应急救助制度。

至此，我国医疗救助制度从无到有、从局部试点到全局稳步推进，医疗救助政策对政府责任、救助对象、管理机构、发展目标都做了清晰明确的部署，可以说，我国医疗救助制度建设取得了巨大成就，这对缓解城乡困难群众的"看病难、看病贵"起到了重要作用，满足了困难群众基本的公共医疗需求。但是，我们也应该看到，我国医疗救助政策在制度设计上仍然存在一些问题，比如在医疗救助对象的选择、救助标准和水平、救助资金的管理、医疗救助制度与其他医疗保障制度的衔接等方面尚不完善，这就需要我们进一步借鉴国外医疗救助建设的有益经验，并结合我国医疗救助实践改进医疗救助制度、推动我国医疗救助制度的发展。

### （三）我国典型的几种医疗救助模式

按照我国不同地区的经济发展水平和地域特点，对东、中、西三个地区的上海、重庆和青海三省市的医疗救助实践进行比较分析。

---

① 国务院办公厅批转民政部、卫生部、财政部：《关于实施农村医疗救助的意见》，2003 年。

② 财政部、民政部：《农村医疗救助基金管理试行办法》，2004 年。

③ 民政部、卫生部、劳动保障部、财政部：《关于实施城市医疗救助试点工作意见》，2005 年。

1. 医疗救助的对象

上海的医疗救助对象主要包括：民政部门给予定期定量救济的"三无"人员和各类特殊救济对象；城乡居民最低生活保障家庭中因患大病、重病造成家庭生活困难的人员；享受城乡居民最低生活保障的年满 60 周岁的无业老人和年龄在 16 周岁以下的未成年人；因患尿毒症透析、精神病、恶性肿瘤等大病重病，经各种互助救助帮困措施后，个人自负医疗费仍有困难且影响家庭基本生活的最低生活保障家庭中的特困人员和低收入家庭中的医保人员等。

重庆农村的医疗救助对象包括农村五保户；农村低保、特困家庭成员；农村重点优抚对象（不含医疗费实报实销的二等乙级以上伤残军人）。城市医疗救助的对象主要是城市居民最低生活保障对象中未参加城镇职工基本医疗保险的人员、已参加城镇职工基本医疗保险但个人负担仍然较重的人员，城市重点优抚对象（不含医疗费实报实销的二等乙级以上伤残军人）和其他特殊困难群众。

青海西宁市医疗救助对象为纳入城市居民最低生活保障范围的城市贫困居民。其中城中区、城北区、城西区、城东区（以下简称四区）救助对象分为以下两种类型：一是为无劳动能力、无经济来源、无法定赡养人或抚养人的"三无"对象；二是一般保障家庭成员。湟中县、湟源县、大通县（以下简称三县）救助对象分为以下三种类型：第一类为无劳动能力、无经济来源、无法定赡养人或抚养人的"三无"人员和重点优抚对象。第二类为 60 岁以下的老年人、长期卧床病人（卧床半年以上的），基本丧失劳动能力的残疾人（主要包括盲二级以上、听力三级以上、语言二级以上、智力中度以上、肢体二级以上、精神二级以上和综合残疾的人员）。第三类为一般保障对象家庭成员。一般为本地区农业人口中最贫困的人群，救助对象以"户"为单位。卫生Ⅷ项目救助县救助人口总数一般不低于本县农业总人口的 50%。同项目县内，不同的乡/镇、村/组由于经济发展不平衡，各乡/镇、村/组的救助人口比例可以不同。

此外，在一些困难地区为了解决困难群众"看病难、看病贵"的问题，在医疗救助建设中做了一系列尝试。比如湖南石门县将农村合作医疗制度和大病医疗救助这两项制度结合起来，建立针对农村特困人口重大疾病的医疗救助制度。

2. 医疗救助的内容

医疗救助的内容是指在医疗救助中为救助对象提供的医疗救助的表现形式，包括现金救助、实物救助以及医疗救助的范围，比如对门诊、住院和救助病种的规定。从上海、重庆和青海三地的医疗救助实践来看，医疗救助主要以现金救助为主；同时，也有在规定的定点医院或药房减免治疗费用和药品费用的做法。从医疗救助的服务类型来看，有的地区以住院和大病救助为主，有的地区为住院救助和门诊救助。比如过去上海市的医疗救助只对住院期间的基本医疗费用和特殊大病给予困难群众以救助，而对门诊医疗费用原则要求患者自理；但是，近年来为了鼓励社会组织和公益机构参与到对困难群众的救助中，上海实行了"社区医疗帮困一卡通"，这也就在事实上把门诊也纳入到了对困难群众进行救助的范畴。

重庆市的医疗救助针对不同的困难群众设置了不同的医疗救助享受待遇。能够享受基本医疗救助的困难群众为农村五保户和低保户中的残疾人；而其他的低保户和特困群体则只能享受大病医疗救助或临时医疗救助。

青海西宁的医疗救助分为预防保健服务和医疗服务两类。预防保健服务包括孕产妇系统保健、0—3岁儿童系统保健、建立家庭保健合同。医疗服务包括门诊服务、住院服务和孕产妇分娩服务。门诊服务为常见病、多发病、传染病、慢性病、急诊；住院服务包括呼吸系统、心血管系统、泌尿生殖系统、妇产科系统、内分泌系统、脑血管系统、外科系统、传染性疾病等需要住院治疗的患者。

3. 医疗救助的标准

上海市民政部对给予定期定量救济的"三无"人员和各类特殊救济对象所属的基本医疗费用给予大部分或全部补助；对城乡居民最低生活保障家庭中因患大病重病的人，在接受基本医疗保险待遇和其他补贴后，个人承担医疗费仍有困难的，对住院期间的基本医疗费用在扣除各项医疗保险可支付部分及单位应报销部分后，其个人实际支付部分可以补助25%—50%，全年累计医疗救助额度一般不超过 5000 元；而对门诊和急诊费用原则上自理。低收入家庭中因患尿毒症透析、精神病、恶性肿瘤等大病重病的医保人员，经过互助帮困，个人自负医疗费仍有困难且影响家庭基本生活的，可给予医疗补助 25%—50%，全年累计医疗救助额度一般不超过 5000 元。

重庆市通过每年发放一定金额的就医卡对"三无"人员、重残重病人员和 70 岁以上老人的日常就医进行救助，受助对象可在指定医院或药房的规定金额内购药。总体而言，卡内的金额根据救助资金总额的 30%—40%计算，基本上都有几百元；但每个区的具体做法和金额又不尽相同。比如渝北区的城市基本医疗救助卡里每年有 500 元，农村是 300 元。九龙坡区的城乡一体化救助模式中，是按照不同的对象来区分的，低保中的"三无"人员，未参加城市职工医疗保险的城市低保对象，下岗破产企业中的重点优抚对象患 10 种规定重大疾病的医疗救助 500 元/人·年；城市低保中的重残病人 560 元/人·年；城市低保中的严重精神病人 600 元/人·年；农村五保户和低保户中的重残和重度精神病人 300 元/人·年。另外，值得一提的是，重庆市探索将新农合和医疗救助制度相结合，对救助对象先用"新农合"进行补偿，之后再进入医疗救助，对自付部分再进行救助，这就极大地增强了医疗救助的效益。比如经过这样的组合政策后，1 万元以下的医疗费用大约能够补偿 70%左右。

青海西宁根据不同的医疗服务类型和疾病种类设置了不同的救助标准。门诊费用采取共付机制：项目承担 90%，患者自付 10%。项目封顶线 60 元/人·年累计，每户按 60 元×人数＝户内门诊封顶，可在户内调剂使用。住院费按民政部规定的住院救助办法执行。慢性病：对高血压和糖尿病进行救助。其中高血压病项目补助 120 元/人·年累计；糖尿病项目补助 240 元/人·年累计。若同时患有两种病，补助费用就高不就低。孕产妇分娩补助费用：项目补助 700 元/人·年，超过部分自理。家庭保健费用：免费：10 元/人·年累计。孕产妇系统保健：免费：80 元/人·年累计。3—7 岁儿童系统保健费用：免费：20 元/人·年累计。

4. 医疗救助资金支付和救助程序

医疗救助资金的支付方式主要分为医前支付和医后支付两种形式。医前支付既可以通过发放一卡通的形式直接预付救助资金给受助者，也可以是救助对象在就医时只支付个人自付部分，而在治疗结束后民政部门将救助资金直接支付或拨付给医疗服务机构，从而对医疗费用直接进行减免。医后报销则是指救助对象需要在看病时预先垫付全部医疗费用，在治疗结束之后再凭相关发票单据报销救助部分的费用。

上海市医疗救助实践中，门诊医疗救助属于医前救助；住院和大额费用的医疗救助则属于医后救助。为了更多地吸引社会组织参与到困难群众的医疗帮扶中，进一步缓解社区无医疗保障困难人员的门诊医疗困难，在上海的医疗服务综合改革中，在医疗救助对象的确定中交由社会组织确定，并制定"社区医疗帮困一卡通"，在"帮困卡"的使用上原则规定当年使用，可用额度标准为 500 元/年，如果确有结余，办理延期使用手续后可延长至次年度。而对于住院或大额费用的医疗救助，则需要进行审批的医后报销形式。居民在实际自负医疗费用累计到 1000 元以上时可以提出医疗救助申请，原则规定每月只能申办一次，但是对确实有困难的人员可以随时办理。街道（乡镇）社会救助事务管理所接到医疗救助申请及相关证明材料后，及时对申请人的有关情况进行核查，并提出初步意见，经街道办事处（乡镇人民政府）审核后填写《医疗救助明细表》报区、县民政局审批。

重庆市在医疗救助实践中简化了医疗救助的审批程序。在大病救助中实行医前救助和医中救助相结合的办法。救助对象一经确诊患了救助的病种，便可凭诊断书到社区居委会（村委会）或街道（乡镇）提出申请，社区居委会（村委会）或街道（乡镇）对其是否属救助对象、是否属救助病种和当年是否享受救助等情况进行初步审核后，在 1 个工作日内通过电话或网络等形式及时上报区县民政局，区县民政局在 1 个工作日内对是否救助给予答复。对符合条件的，街道（乡镇）出具统一格式的医疗救助通知书，救助对象凭医疗救助通知书，便可到定点医院服务机构进行治疗，享受定额的医疗救助，随后再定期完善审批手续。这样救助对象一经确诊所患救助病种（或需住院治疗），便可获得救助，及时治疗。属于救助额度内的费用由医疗服务机构垫付，区县民政部门定期与其结算。救助对象当年救助金额未用完的，可结转下年度使用。

青海西宁农村医疗救助采取两种方式：一是对农村特困人口中的住院者或者持规定医疗凭证者，经乡救助专干和专家审核签字，经财务核准后向乡管理机构报账补偿，或者在就诊付费时直接获得减免。补偿额按单元费用或规定比例计算。二是在开展合作医疗乡镇的持卡特困人口，整户人口减免入保金，减免数额由县政府办公室纳入合作医疗年度预算中，划拨乡合作医疗管理小组专户管理。特困医疗救助金实行专户、专账、专人和专项目使用，保证按时支付各定点医疗机构为特困人口提供医疗服务按规定减免的回补资金。

### （四）我国医疗救助建设的经验与不足

#### 1. 医疗救助建设的基本经验

通过以上分析发现，在我国医疗救助实践中有以下三条基本经验：

第一，将医疗救助的重点对象确定为低保户、特困户中的大病患者。从现实来看，低保户和特困户中的大病患者不仅面临着"看病难、看病贵"的双重压力，而且面临的"因病致贫、因病返贫"的风险也更高。因而，从各地医疗救助试点来看，都注重医疗救助的深度和广度，不仅致力于贫困人口横向的医疗权利的保障，还注重其纵向医疗平等权利的实现。比如青海西宁的 UHPP 项目从医疗救助实施的可操作性、运行成本和效益三个层面出发，建立了医疗救助对象的"1+X"识别机制和大病二轮救助。所谓"1+X"识别机制的"1"是指，一般低保户，属于贫困救助的基本对象，也就是民政部门主管实施的城市最低生活保障的贫困家庭；"X"是指未被最低生活保障所覆盖的对象，但在医疗服务中存在较大困难的其他弱势群体，比如外来流动人口家庭中有患大病的相对贫困家庭以及绝对贫困家庭中医疗负担极其沉重的家庭。大病二轮救助是指，受救助者在经过第一轮的医疗救助之后，对仍然有较重疾病经济负担的贫困家庭进行救助。

第二，简化程序，实施"医前"救助和"医后"救助相结合。针对以前医疗救助中救助对象患病后要经过层层审批才能够得到医疗救助，事后还要拿许多票据去民政部门报销的烦琐程序，在各地的医疗救助改革中都简化了医疗救助程序，这样一方面使得受助对象能够得到及时救助；另一方面也减少了民政部门的业务量。比如上海市的"社区医疗帮困一卡通"、重庆的医疗救治实践。

第三，实现医疗救助制度、新型农村合作医疗制度和社区卫生服务的有机结合。比如青海于2007年7月启动的中英城市社区卫生服务与贫困医疗救助项目（简称 UHPP 项目）中就将医疗救助和社区卫生服务有机结合起来。贫困人口的医疗救助不仅包括基本医疗服务，而且包括公共卫生预防和保健服务。其中主要有儿童计划免疫、儿童保健、孕产妇保健、慢性病管理等，从而更为全面地保障了贫困人口的医疗卫生权。而医疗救助和新型农村合作医疗制度的结合已经在全国范围内试点实行。比如重庆一方面帮助农民缴纳参加新型农村合作医疗的费用，另一方面取消了新型农村合作医疗的"起付线"，从而更好地保障了困难群众的医疗权利。

2. 现行医疗救助制度建设的不足

医疗救助是我国反贫困的重要举措，虽然各地在医疗救助实践中取得了很多成功经验，但是，作为一种新的社会救助形式，医疗救助难免存在一定的不足和缺陷，突出表现在以下三个方面：

第一，救助水平和标准偏低。作为一项惠民工程，医疗救助在保障贫困人口医疗保障权益和我国反贫困实践中发挥了重要作用。虽然目前的贫困救助对象救助中取消了起付线的门槛，但是，封顶线的限制，使得医疗救助标准被限定在有限的范围内。由于救助水平和救助金额偏低，对很多贫困人口来说，有限的救助金额在巨额的医疗费用面前仅仅是杯水车薪，有些贫困疾病患者往往在医疗救助资金用完后，由于无力支付医疗费用不得不出院回家，听天由命。根据民政部公布的数据，2013 年，全国共实施医疗救助10832.3 万人次，其中，住院救助人次均 1673 元，门诊救助人次均142 元；全国共实施重特大疾病医疗救助 156.2 万人次，支出资金

37. 68 亿元，其中，门诊救助 81. 8 万人次，支出资金 3. 7 亿元，人次均救助 452 元，住院救助 74. 4 万人次，支出资金 33. 98 亿元，人次均住院救助 4567 元。虽然从救助资金的总额来看医疗救助资金并不低，但是从人均救助资金来看显然是不够的，如此大规模的资金投入只能缓解救助对象的就医困难，而救助对象一旦罹患大病，有限的医疗救助资金显然过于微薄，不能真正解决困难群众的就医难题。

第二，大病病种的范围设置极大地压缩了医疗救助的范围。考虑到政府财政承受能力和医疗救助资金的有限，医疗救助一般对所救助的医疗项目限制在几种或几十种范围之内，这也就意味着贫困疾病患者如果患有超出所列医疗救助范围之外的疾病，就无法获得医疗救助。而现实中很多未被列入救助范围之内的常见病、多发病、慢性病由于被拒于医疗救助范围外，已经给困难群众带来了沉重的经济负担。

第三，定点医院的规定限制了救助对象平等获得医疗救助的权利。从各地医疗救助实践中来看，基本将在相应定点医疗就诊作为能够获得医疗救助的条件之一。这种设置定点医院的规定，一方面，无形中限制了救助对象选择适当医疗机构的空间和余地。如果困难群众患有在定点医院无法治疗的疾病或不能很好治疗的疾病，而去级别更高或选择更专业的医院就医的话，就无法获得医疗救助，而贫困患者为了获得相应医疗救助就不得不选择不专业或不对口的定点医院，其实质是对困难群众获取平等医疗服务权利的一种侵害。另一方面，定点医院的设置不利于医疗服务机构之间的竞争，容易形成定点医疗服务机构的垄断行为。现实中发现，定点医疗机构的医药费用往往要比社区医院和村卫生所的医药费用高很多，这使得贫困患者不能选择更加便宜、便利的医疗服务。

## 四　我国医疗救助制度的完善

我国医疗救助制度的发展和完善应以"扩大覆盖面和受益面，

操作简便易行，资金使用坚持成本效果"为原则，以保障贫困人口的基本医疗服务权利、改善贫困人口的健康状况、提高贫困人口医疗服务的公平性和可及性为目标，以社区卫生服务为基础、以新型农村合作医疗和城市医疗保险为主体、以慈善捐助为辅的多部门协调配合、全社会参与的、具有可持续发展的贫困医疗救助制度。

### （一）科学界定医疗救助对象

由于医疗救助以低保户、五保户、因疾病或其他原因造成的特困户等社会贫困人口为救助对象，并且不以受救助者的社会贡献和缴费为前提，这就需要对救助对象的受助资格进行严格审查，从而保证救助资源的合理分配，促进社会公平。

目前我国医疗救助对象的确定依据主要是以个人或家庭收入和当地最低生活保障线。在实践中，医疗救助制度也往往作为最低生活保障制度的配套制度而存在，这也使得医疗救助对象以城乡低保家庭成员和五保户为主，这种"一刀切"的做法，在无形中把很多低收入群体和流动人口排除在制度之外。同时，由于我国缺乏完善的设计调查制度，一方面不能根据救助对象生活情况的动态变化及时对救助对象进行调整，另一方面，医疗救助申请者极有可能设法隐瞒自己的真实情况，从而出现"搭便车"现象。因此，不少地方医疗救助中仍然存在"搭便车"、"人情"、"关系"等问题，个别地方的医疗救助甚至异化成为基层政府或村干部约束村民、管理村社事务的工具和手段。

### （二）确立科学的医疗救助方案

首先，强调政府责任。我国《宪法》规定："中华人民共和国公民在年老、疾病或者丧失劳动能力的情况下，有从国家和社会获得物质帮助的权利。国家发展为公民享受这些权利所需要的社会保险、社会救济和医疗卫生事业。"由此可见，公民获得医疗救助是宪法赋予的一项基本社会权利，而为公民提供应有的医疗救助是政府公共服务最为重要的责任之一，主要包括以下两个方面的责任：一是政府对医疗救助资金的筹集、管理、规划和监督职责。二是积极推进医疗救助立法，加强医疗救助的强制性、稳定性和可持续性，特别是要明确政府和社会等责任主体在医疗救助中的责任、权利和义务。

其次，强调公共资源向弱势群体倾斜。从国际经验来看，公共资源向弱势群体倾斜是医疗救助改革的必然趋势。但是，限于我国的经济实力，制度设计者在公共医疗保险制度中设置了起付线、封顶线、共付比例等成本控制措施，但并没有建立根据经济实力水平调整自付限额的工作机制。[①] 这就使得很多贫困人口因无法超过"起付线"的门槛而不能获得救助，即使困难人口超过了规定的起付线，由于医疗报销比例过低，受救助者依然无力支付应该由自己承担的那部分费用而无法获益；封顶线的设置也使得贫困人口在医疗救助中的收益不大。此外，医疗救助中对特种病的规定也把很多贫困人口排除在救助对象之外。可以说，由于医疗救助制度设计的不科学，使得拥有一定经济实力成为获得医疗救助的前提，这也就在事实上形成了经济实力较好的人群更有可能获得较多的医疗救助，而把真正困难的社会群体排除在外。因此，要使我国医疗救助制度更科学合理，就要在制度社会中体现资源向困难群体倾斜。具体来说，主要包括以下几个方面：一是取消起付线设置，体现医疗救助的公平性原则，将更多贫困人口纳入医疗救助当中；二是提高医疗救助水平和标准，扩大医疗救助病种类型；三是差异化提高对老人、儿童、残疾人等弱势群体的保障水平。

最后，建立以政府为主体、社会力量充分参与的多元化资金筹措渠道。一是强调政府在医疗救助中的资金投入力度。政府要在医疗救助资金的筹集中发挥主导作用，加大医疗救助资金的投入，同时在资金的投入中，要根据各地区经济发展水平实行差别化对待，在经济发达地区和不发达地区政府的支付力度和支付水平有所不同。贫困医疗救助资金通过财政预算拨给民政部门，再由地方财政每年安排城市医疗救助资金并列入同级财政预算，中央和省级财政

---

[①] 韩志奎、董振廷：《困难群体医疗保障政策的实践效应分析——基本医疗保险制度改革以来的历程》，《中国医疗保险》2013年第11期。

对困难地区给予适当补助。可以说，加大政府在医疗救助中的资金投入，改善贫困人口的卫生利用状况和健康水平是政府的固有责任。二是在强调政府财政投入的同时，拓宽医疗救助资金筹集渠道。具体来说，在发挥政府在医疗救助资金筹集中的导向作用的同时，还要进一步完善慈善捐赠体系，建立和完善社会公众参与捐助的登记管理制度和激励机制，保护和尊重捐赠者的合法权益和真实意愿；通过对设立医疗救助专项基金的企业和组织提供减免税收等优惠政策，广泛吸引民间力量参与社会救助资金的筹集，从而缓解公共财政压力，对因患病而陷入生活困境的人群提供帮助，最终帮其恢复健康，缓解患病造成的沉重经济负担，体现了对公民平等接受医疗保障权的保护。

此外，还应建立"医前干预"机制，做好困难群众日常医疗保健，防止因贫致病现象的出现。

### （三） 加强医疗救助与基本医疗保险制度的衔接

从各发达国家来看，为了维护医疗保障体系的公平性和可持续性，各国普遍采取公立医疗保险制度为基础、医疗救助托底、由商业健康保险满足多样化需求的制度体系，而多元化体系发挥最大效能的前提就是各种制度之间有良好的协调。[①]

从我国来看，要实现医疗救助制度与基本医疗保险制度的有机衔接，让困难群众得到更多实惠，是当前我国医疗救助改革亟须解决的问题。2007年10月，民政部、财政部、劳动和社会保障部联合下发了《关于做好城镇困难居民参加城镇居民基本医疗保险有关工作的通知》（民发〔2007〕156号），要求各地切实做好医疗救助与城镇居民保险的衔接；2007年11月，在重庆市召开的城乡医疗救助工作会议上，民政部对做好医疗救助与基本医疗保险的衔接提出了要求；国务院医药卫生体制改革的意见和方案也明确要求做好城镇职工基本医疗保险、城镇居民基本医疗保险、新型农村合作医

---

① 赵福昌、李成威：《国外医疗保险与医疗救助制度及其衔接情况与启示》，《经济研究参考》2011年第46期，第46页。

疗以及医疗救助制度的衔接。为配合国务院医疗体制改革，民政部会同相关部门出台了《关于完善医疗救助的意见》（民发〔2009〕81号），对医疗救助与居民医疗保障制度的衔接方法和步骤做了进一步说明。由此可见，加强医疗救助与基本医疗保险制度的衔接是构建多元化医疗保障制度的必然选择。

# 第九章

# 构建城乡医疗保障一体化体系

## 一　城乡医疗保障一体化的内涵

### （一）城乡一体化

城乡一体化理论产生于 20 世纪。由于特殊的历史原因，我国形成了城乡二元的社会结构和经济结构，实行城乡隔离的发展策略。但是，在改革开放以后，特别是 20 世纪 90 年代以后，这种城乡二元的发展策略使得各种经济和社会矛盾凸显，城乡一体化思想逐渐受到重视。近年来一些学者对城乡一体化的概念和内涵进行了研究，由于研究视角的不同人们对其内涵的理解也不尽相同。

在发展经济学领域，城乡一体化是指经济社会发展到一定阶段，城乡之间在经济发展水平、社会制度安排、文化观念和社会保障等层面消除城乡差别；实现城乡职能一体化、空间一体化和社会管理一体化，城市和乡村之间相互促进、互为资源、互为市场、互相服务，城乡两个异质人群共同生活在经济、文化、生态等要素有效优化组合、协调相融、和谐发展的社会中。

社会学和人类学从城乡关系出发，认为城乡一体化是指相对发达的城市和相对落后的农村，打破相互分割的壁垒，逐步实现生产要素的合理流动和优化组合，促使生产力在城市和乡村之间合理分布，城乡经济和社会生活紧密结合与协调发展，逐步缩小直至消灭城乡之间的基本差别，从而使城市和乡村融为一体。

城乡一体化被视为一种长远的奋斗目标，是国家经济社会发展的理想蓝图和最终目标，统筹城乡发展是对城乡一体化理论的发展。严格意义上讲，现实中没有哪个国家能够真正做到城乡一体化。党的十六届三中全会提出的科学发展观中"五个统筹"，其中将"统筹城乡发展"放在首位。就我国而言，实现城乡一体化发展就是指，实现城乡政策上的平等、产业发展上的互补、国民待遇上的一致，使农民分享与城市居民同样的发展成果，缩小城乡差距，逐渐消除城乡二元结构，建立城乡平等和谐、协同发展和共同繁荣的新型城乡关系。医疗保障权作为国民社会权利重要的组成部分，实现城乡居民医疗保障一体化是城乡一体化的重要组成部分。

### （二）医疗保障

医疗保障是政府和社会主体的一种公共职责和行为活动，是指国家通过法律法规，积极动员全社会的医疗卫生资源，不仅要保障劳动者在患病时能得到基本医疗的诊治，还要特别保证无收入、低收入的公民，以及由于各种突发事故造成疾病痛苦的公民能够得到基本诊治；同时要根据经济和社会发展状况，逐步增进公民的健康福利水平，提高国民健康素质。[1] 其主要目的是保障公民的生存权，实现社会公平，确保所有公民不论贫穷或富有都能公平地获得医疗保障。

我国的医疗保障体系主要是三纵三横的制度构架：三纵一网的城镇职工基本医疗保险、新型农村合作医疗、城镇居民基本医疗保险构成基本医疗保障体系；三横一体的补充医疗保险、基本医疗保险和医疗救助构成多层次医疗保障制度（见图9—1）。

### （三）城乡医疗保障一体化

城乡医疗保障一体化的概念已在学术界和实践中得到广泛认同，尽管在不同文献中对其表述略有差异，但是，从现有研究来看，较多的学者认为医疗保障的城乡一体化是把城市和农村医疗保障作为一个有机整体加以规划，深化医疗保障体制，缩小城乡医疗

---

① Jaek, W. and Sheiner, L., "Welfare-Im Proving Health Expenditure Subsidies", *The Ameriean Economie Review*, No. 87, 1997, pp. 206-221.

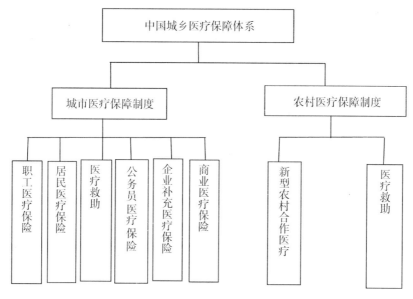

**图 9—1　我国现行医疗保障体系**

保障差距，全面加强城镇职工基本医疗保险、城镇居民基本医疗保险和新型农村合作医疗三大医疗制度建设；辅之以城乡医疗救助制度构建覆盖全体居民的医疗保障制度，使得城市和农村居民的基本医疗卫生需求得到满足，从整体上提高国民的健康水平和生活质量，最终实现"人人享有卫生"的宏伟目标。

城乡医疗保障一体化是指，在实现城乡一体化的目标指导下，以工业带动农业，城市反哺农村，打破原来的以户籍制度为基础的城乡二元医疗保障制度，设立统一的管理机构，统一的财政补贴、转移支付等手段提高农村地区医疗保障水平和抵御疾病风险的能力，将所有的城乡居民都覆盖在一个统一的医疗保障系统之内，实现受益主体基本均等化，逐渐消除医疗保障的城乡差距，以渐进的方式、以"保基本、广覆盖"为基本的原则、以整合和衔接不同城乡医疗保险模式为重要任务，构建中国特色的城乡基本医疗保障体系。

需要注意的是，城乡医疗保障一体化并不意味着城乡医疗保障在内容、方式和执行标准上的无差异化、统一化，也并不意味着将某一保险制度简单推广，而是应该充分考虑我国的人口差异、地区差异和经济差异，将城镇职工医疗保险制度、城镇居民医疗保险和新型农村合作医疗制度有机结合，并辅之以医疗救助制度，最终实现全民医疗保障制度框架。城乡医疗保障一体化主要包括三个方面的内容：第一，城乡一体化基本医疗保险的目标模式和远景目标体现为，建立在经济社会发展基础上，"逐步提高筹资水平和统筹层次，缩小保障水平差距，最终实现制度框架的基本统一"。第二，制度构成包括制度一体化、管理一体化和组织一体化。① 第三，医疗保障城乡一体化是分层次、分阶段的，其发展过程具有渐进性。

## 二　城乡医疗保障一体化的运行机理与衡量指标

### （一）医疗保障的运行机理

医疗保障最为显著的特点是政府的介入和社会化管理。医疗保险机构、被保险人、医疗服务提供者和政府四个主体之间的相互作用和联系构成了医疗保障运行机理的主要内容。

被保险人，称为医疗保险需求者、医疗服务需求者、医疗保险受益人，是指与医疗保险机构订立保险合同，履行缴费义务，由国家和社会在医疗保险范围内向其提供医疗服务和医疗补偿的人。

医疗服务提供者，也被称为保险诊疗机构或定点医疗机构，是指具有一定资质并能为医疗服务需求者提供服务的医疗机构。一般来说，要成为定点医保机构，必须向有关部门提出申请，通过劳动保障部门、卫生部门和财政部门的资格审查，与医疗保险机构缔结相关合同，并接受医疗保险机构管理和监督。

医疗保险机构是指，依法对参加医疗保险的个人及其单位和医疗服务提供者进行监督管理，具体办理医疗保险业务的机构。

政府及其职能部门。在现代医疗保障体系中，政府及其职能部

---

① 《中共中央　国务院关于深化医药卫生体制改革的意见》，2009 年 4 月 7 日，凤凰网。

门承担主要职责，也是其他医疗保障主体的领导机构，主要通过经济、法律、行政等手段参与到医疗保障体系中，其主要作用在于对保险供方、保险需方和医疗服务提供方的管理和规制。

在医疗保障体系中，由于医疗保险机构、被保险人、医疗服务提供者和政府四者之间信息的不对称、目的和价值取向的差异，使得医疗保障体系内部运行机制极其复杂。同时，医疗保障的运行还受国家的经济发展水平、人口结构、国家的意愿和能力①、国家发展策略、信息沟通等方式的影响。因此，医疗保障制度的建立是一个不断变革和完善的过程。

### （二）城乡医疗保障一体化的衡量指标

在以上原则的指导下，应构建公平系统、效率系统和政府责任系统为一体的城乡医疗保障一体化体系衡量指标。

公平系统主要包括健康公平、卫生服务利用、卫生服务质量、卫生筹资、医疗卫生资源分配和医疗保险公平六个子系统。其中健康公平的具体测量指标为：城乡健康教育普及率比、城乡 5 岁以下儿童低体重患病率比、城乡 5 岁以下儿童发育迟缓患病率比、城乡 5 岁以下儿童死亡率比、城乡婴儿死亡率比、城乡孕产妇死亡率比、城乡人均预期寿命比和城乡儿童保健覆盖率比。卫生服务利用的具体测量指标为城乡儿童免疫接种覆盖率比、城乡产前检查覆盖率比、城乡有医生在场的分娩率比。卫生服务质量的测量指标为城乡拥有基本药物的初级卫生保健机构比、城乡传染病发病率比、城乡安全饮用水普及率比。卫生筹资的测量指标为城乡家庭医疗费用支出率比、城乡人均卫生费用比、城乡家庭灾难性医疗支出比。医疗卫生资源分配的测量指标为城乡每千人拥有的医疗机构数比、城乡每千人拥有医生数比、城乡每千人拥有病床数比。医疗保险公平的测量指标分别为城乡医疗保险覆盖率比、城乡医疗保险缴费率比、城乡医疗保险待遇水平比、城乡居民医疗保险自费率比、城乡相同

---

①　参见刘军强《中国如何实现全民医保？——社会保险制度发展的影响因素》，《经济社会体制比较》2010 年第 2 期。

病例医疗保险报销率比、城乡居民有病未就医比和城乡居民有病未住院治疗比。

效率系统的测量指标包括：就诊病人人均医疗费用同比增减、住院病人人均医疗费用同比增减、医生人均每天担负治疗人次同比增减、医生人均每天担负住院床日同比增减、医疗机构病床使用率同比增减、医疗机构出院者平均住院日同比增减和病人等待时间同比增减。

政府责任系统的测量指标包括：政府卫生投入占卫生总费用的比重、政府卫生事业拨款占财政支出的比例、政府卫生投入增长幅度与经常性财政支出的增长幅度比。

# 三　城乡医疗保障一体化的理论基础

## （一）医疗保障的福利理论

随着社会保障的不断发展和完善，医疗保障逐渐成为一项重要的经济政策和社会政策，福利经济学因其分析方法的可行性和理论内容的实用性成为医疗保障的重要理论基础。

### 1. 旧福利经济学

1920年庇古的《福利经济学》一书的出版标志着福利经济学的产生。他认为福利是对享受或满足的心理反应，是一种主观的感受。福利经济学以边际效用基数论为基础，提出两个基本命题：国民收入总量越大，社会经济福利就越大；国民收入分配越是均等，社会经济福利就越大。因此，国民收入总量的多少和国民收入分配的均等化水平就决定了经济福利水平的高低。根据边际效应理论，由于效用的大小是可以进行比较的，同等数量的货币对穷人和富人的效用是不同的。也就是说，同等的货币对穷人的效用大，而对富人的效用小。因此，一国可以通过实施具有再分配性质的社会保障政策来调节或提高整个社会的福利经济。

福利经济学认为，在社会保障政策实施中，主要包含以下几个方面的内容：第一，政府和社会应在劳动者面临疾病、失业和患病等风险的时候为他们提供物质帮助和服务，比如进行适当的补贴或改善劳动条件。第二，运用税收政策向富人征税，通过收入再分配机制向低收入劳动者和丧失劳动能力者进行转移支付，如增加失业补助金、社会救助、医疗救助等，促进社会经济福利的增加。第三，社会保障政策应遵循普遍性原则。旧福利经济学强调的公平性、普遍性原则为社会保障制度的建设提供了理论基石，尤其是国民收入分配的均等化以及延伸出的在医疗保障中公平配置资源的理念为基本医疗保障的城乡一体化提供了理论依据。

2. 新福利经济学

经济危机以后，西方社会中在以卡尔多、希克斯、勒纳、西托夫斯基为代表的经济学家在帕累托理论的基础上对旧福利经济学进行修改并提出以下命题：自身福利好坏和高低状况的最好评价者和判断者是个人；社会福利是全社会每个人福利的总和；如果没有一个人因为其他人福利提高而自身福利下降，那么全社会的福利就上升了，也被称为"帕累托改进"。新福利经济学否定了旧福利经济学中的个人福利的可比性，在政策选择问题上反对通过税收政策和社会保障政策在富人和穷人之间进行福利的再分配。

伯格森、萨缪尔森等人提出了社会福利函数，他们认为帕累托最优状态有许多个而不是唯一的，除了交换和生产的最优条件外，要达到帕累托最优状态，还需要考虑个人福利合理分配的问题，收入分配是否合理是实现帕累托最优状态和最大社会经济福利的充分条件，而经济效率高低只是其必要条件。

从以上分析来看，尽管新旧福利经济学在理论基础、研究范式、政策选择上有很大不同，但是它们在公平和效率以及福利的实现这一关注点上是相通的，特别是福利的公平性、普遍性和福利性价值取向为医疗保障城乡一体化奠定了理论基础。

### （二）医疗保障的政府责任理论

在西方社会医疗保障的发展史上，对于政府和市场的关系以及政府和市场在医疗保障中的作用一直存在两种截然不同的理论取向，这就是经济自由主义和国家干预主义。

### 1. 经济自由主义理论

亚当·斯密以人的利己本性为出发点，阐述了市场作为"一只看不见的手"的调节作用。他认为在自由市场条件下，市场能够自动调节生产要素和价格，使其达到均衡状态。任何外在的影响，尤其是政府的干预只会让情况变得更糟。"斯密信条"（"一只看不见的手"的理论）成为西方社会保障的重要理论基础。

作为经济自由主义理论的重要学派——新自由主义理论的社会保障思想主要包括以下五个方面的内容：第一，崇尚自由。公开反对寻求社会公正和平等的努力，认为由市场机制带来的资源分配和财富分配才是最为公平和有效的，而任何人为的财富分配或缩小贫富差距的分配主张都会危害个人自由。第二，强调个人责任和市场作用的发挥，反对政府干预。他们认为自由与责任是紧密相连的，个人若不承担责任，也就意味着丧失了自由，反对政府以税收等再分配手段对个人财富进行重新分配，认为这弱化了个人责任和个人自立，催生懒惰和依赖的心理。第三，提倡有选择性的保障制度，反对强制性保险。第四，新自由主义认为社会福利是"滞胀"形成的主要原因，因而主张削减社会福利，倡导社会保障领域内的竞争。第五，主张改革福利政策，实行激活性劳动就业政策。激活性劳动就业政策是通过改革社会保障制度，严格失业保障申请资格，降低保障水平，缩短保障期限，使积极就业政策与保护性劳动就业政策相结合，促使失业者积极地重返劳动力市场，以工作代替福利。[1]

### 2. 国家干预主义

20世纪30年代西方资本主义社会爆发了一场规模空前的经济危机，面对经济自由主义应对经济危机的乏力，以反对自由主义、主张扩大政府职能的国家干预主义开始居于主导地位。其核心思想是：由国家对社会经济活动进行干预和控制，并直接从事大量经济活动，强调自由市场机制的缺陷必须通过国家干预来进行弥补。[2]

---

① Simon C. J., Dranove D., et al., "The Effeet of Managed Careonthehieome of Primary Careand SPeeialty Physicians", *Health Sery Res*, Vol. 33, No. 3, 1998, pp. 549-569.

② Stanley Fiseher, William Easterly, "The Eeonomies of the Govenunent Budget Constraini", *Oxford Joumals*, Vol. 5, No. 2, 1990, pp. 127-142.

强调政府在社会财富分配中的作用，在社会政策的制定和实施过程中政府必须负起"文明和福利"的责任。其中，以凯恩斯主义为代表的国家干预理论为政府在医疗保障中的作用和地位奠定了理论基础。

3. 中间道路理论

中间道路理论是介于经济自由主义理论和国家干预理论之间的一种理论，其代表人物主要有贝弗里奇、马歇尔等人。中间道路理论认为，虽然市场在促进经济的高速增长中发挥了重要作用，但是它还是难以解决诸如失业、贫困等社会问题，而政府则可以弥补市场在资源配置中的上述问题，能够最大限度地消除社会的不平等，实现充分就业，消除贫困。中间道路学派认为，只有实现市场和政府的联合才能平衡公平和效率的问题。国家的主要职责就是关注贫困和公平问题，提供社会保障，维护社会稳定。但同时又不主张政府提供过多的福利，以免造成人们对国家的过分依赖，在福利的保障上认为应以政府负责和个人负责并重，强调政府、社会和个人的共同参与。

### （三）我国城乡医疗保障制度一体化的理论框架

随着我国经济社会的发展，国家高度重视医疗卫生体制改革，加大了城乡医疗卫生体制改革，加快推进了城镇居民医疗保险和农村新型合作医疗制度建设，在制度设计上实现了国民医疗保障制度的全覆盖。但是，随着公平、高效、可持续的医疗保障理念的发展，我国医疗保障制度还需要科学、合理的统筹规划。

1. 公平、正义和共享的价值理念

从世界上任何一个现代化的国家来看，公平、正义和共享是各国医疗保障制度建设的核心价值理念。因此，在我国城乡医疗保障制度的建立和发展中也应该秉承这一理念，用公平、正义和共享的价值理念来指导我国城乡医疗保障制度一体化的建设。

医疗保障制度安排属于公共物品、公共资源在公共领域中的分配，因此，缩小社会贫富差距，创造并维护社会公平，是现代医疗保障制度的核心价值诉求，也是医疗保障政策实践的归宿。毫无疑问，公平是现代医疗保障制度的核心价值诉求。医疗保障的公平是指平等地对待每一个国民并保障满足其基本医疗卫生需求，不因身份、地域等差异而歧视或者排斥任何人；其核心是通过相应的制度安排，保证国民生存与发展的起点公平和维护过程公平，同时促进结果公平或尽可能缩小结果的不公平。尽管不同国家与不同医疗保障制度安排在公平方面存在不同程度的差异，但是现代医疗保障制度的产生和发展中却普遍遵循着公平原则。根据公平原则，在医疗保障制度设计中，必须打破身份限制，公平地对待每个国民并确保其享受到相应的医疗保障权利；在社会保障实践中，必须更多地维护好弱势群体的利益，从而缩小贫富差距，促进整个社会健康、和谐的发展。在医疗保障制度中，公平原则集中体现于建立覆盖全民的医疗保障体系，让城乡居民普遍享受医疗保障。但是，由于医疗保障的事实需要有相应的财力支撑，在物质财富尚未达到十分丰富的阶段时，公平原则也只能循序渐进地加以推进。

2. 统筹城乡医疗保障制度建设的基本原则

医疗保障制度作为人类文明发展的重要成果和世界各国普遍奉行的社会机制有其自身发展的客观规律。在我国城乡医疗保障一体化建设中既要遵循医疗保障制度的基本原则，又要立足我国现实国情及其发生的持续发展变化。

（1）普遍性原则

普遍性原则就是让居民在医疗保障制度中普遍受益，是指在医疗保障的制度设计上不能因为居民的身份差异、职业差异、性别差异、种族差异而存在不公平和歧视；不能因为城乡差异、区域差异以及财力差异而在居民基本医疗保障制度的提供上存在不公平和歧视。它是公民平等的医疗保障权利的体现，也是公平、正义和共享价值理念的具体体现。

但是，在一国国内由于多种因素所导致的发展失衡和差距的客观存在，而这种客观差距和失衡格局并非在短期内能够改变。因此，从各国医疗保障实践来看，普遍性原则的实现只能分阶段推进，逐步实现从一般意义上的普惠向公平的普惠迈进。首先，尽快弥补制度缺失，推行有差别的医疗保障。也就是说，在承认城乡差

异、地区差异、群体差异的基础上，在保障形式和待遇水平上存在差别，从而确保人人享有基本医疗保障。比如从我国目前来看，现阶段基本医疗保障体系虽然基本覆盖全民，但是在医疗保障的保障形式和待遇水平上还存在较大的差别，其中城镇职工基本医疗保障水平最高、城镇居民医疗保障制度水平次之、新型农村合作医疗保障水平最低。其次，随着经济社会的不断发展，在城乡差别、区域差别持续缩小的情况下，把医疗保障制度逐步推向公平的普惠，确保居民能够平等地享有相应的医疗保障。

（2）以人为本原则

作为社会政策的重要内容，医疗保障制度必须体现以人为本，服从并服务于社会发展和人的全面发展。这就要求在医疗保障制度一体化建设中要坚持"以人为本"，改变过去"重城市，轻农村；重市民，轻农民"的管理导向、管理体制和管理政策，加大政府对城乡医疗保障一体化的推动力度，给予城乡居民同等的医疗保障待遇，真正实现发展为了人民、发展依靠人民、发展成果由人民共享的医疗保障实践。

（3）可持续性发展原则

医疗保障制度的可持续性发展原则是世界各国医疗保障制度实践所遵循的重要原则之一。医疗保障制度发展滞后、制度残缺必然会导致社会矛盾加深、社会冲突加剧以及社会危机频发；医疗保障制度过度，甚至超越现有的经济社会发展阶段，同样会引发各种社会问题，造成制度的不可持续性。因此，各国在调整和建设医疗保障制度的过程中，在维护其制度固有核心价值的同时，必然会追求医疗保障制度的可持续性。

我国医疗保障制度的可持续性发展原则主要是指，在尊重医疗保障制度客观规律的基础上，从我国处于并将长期处于社会主义初级阶段这个具体国情出发，在城乡医疗保障一体化建设中采取渐进、持续的发展方式，寻求医疗保障从缩小不公平到实现公平的路径。比如，首先，在医疗保障制度覆盖范围上，应建立起没有遗漏、多元化的制度体系，以实现医疗保障的全覆盖；及时推进制度整合，建立城乡一体的、全国统一的医疗保障制度。其次，适应经济发展水平在医疗保障制度的设计中实现从被动补偿为主到补偿、预防和促进相结合。

（4）统一性原则

基本医疗保障的统一性原则是指，随着一国经济社会的发展，医疗保障制度从多元化最终走向统一化。相比于多元的基本医疗保障制度，统一的医疗保障制度有以下三个方面的优势：第一，实现统一的基本医疗保障制度是保障公民社会权利的必然选择，只有实施统一的医疗保障制度才能确保公民享有并实现平等的医疗保障权利；第二，实现统一的基本医疗保障制度有利于改变劳动力市场分割、城乡二元分割所带来的负面社会效益，从而减少社会问题和社会冲突，促进社会的纵向流动，实现社会整合；第三，实现统一的基本医疗保障制度有利于医疗保障制度的标准化管理，从而减少协调成本，提高医疗保障制度运行和管理的效率。

由于受经济社会发展水平的制约以及我国二元制度设计的影响，基本医疗保障制度的多元化在现阶段乃至未来几十年都不可避免，短期内医疗保障制度还不能实现高度统一。但是，我们应当在吸取国外医疗保障制度的基础上，加大不同制度体系之间的可衔接性，防止医疗保障制度的碎片化，从而为最终实现基本医疗保障制度的统一奠定制度基础。

（5）互济共助原则

从医疗保障的实质来看，它是一种具有福利性质的风险分摊和互助共济的社会制度，无互助即无共济，无互助也不会形成风险分摊，互助是共济的前提，共济是互助的当然结果。可以说，互济共助原则既是缴费型医疗保障制度的重要特征，又是医疗保障制度持续发展的关键所在。

（6）政府主导与责任分担原则

医疗保障作为公共产品或准公共产品，政府应承担主导责任。从世界各国的医疗保障实践来看，政府的这种责任是刚性的、必须做到的。从我国医疗保障制度的建设和发展历程来看，它经历了从国家—单位保障型向国家—社会保障型的转变过程，政府责任也从"全面包办"一度走向过度强调家庭、个人责任，使得在医疗保障中出现政府责任的缺位，进而导致了基本医疗保障制度建设中的不公平性和低效性。因此，在推进城乡医疗保障制度一体化建设中应该充分重视政府在医疗保障中的责任问题，加大政府的财政投入力度。此外，在确定政府主导责任的同时，还应该进一步明确政府、市场和个人的责任，并确立相应的责任分担机制，这样才能既调动医疗保障各责任主体的积极性，又能够确保医疗保障决策的科学性和制度运行的有效性。

## 四　关于整合城乡居民基本医疗保险制度实践

2016 年，国务院出台了《国务院关于整合城乡居民基本医疗保险制度的意见》（国发〔2016〕3 号），提出整合城镇居民基本医疗保险和新型农村合作医疗、建立统一城乡的居民基本医疗保险制度，标志着我国全民基本医疗保险城乡分割"二元结构"的终结，也标志着我国医保制度向更加公平、更可持续目标迈出了关键一步，是我国医疗保障体系乃至整个社会保障体系建设进程中的大事，也是惠及亿万城乡居民的好事。整合制度是党中央、国务院审时度势，适应我国经济社会新发展和人民群众新需求，提出新形势下的新任务和新要求；是建立更加公平、更可持续社会保障制度的必由之路，是"十三五"开局的首战、硬战、攻坚战；是更好发挥全民医保基础性作用，推动医药卫生体制改革不断深化，实现"三医联动"的重要推手。整合制度在全民覆盖的基础上，通过实现"三保归一"管理，强化了全民医保集团购买的"话语权"，其一系列机制作用的发挥将从外部加大对医疗服务供给侧改革的"倒逼机制"，推动医改从被动到主动、从需求到供给、从"单兵突进"到"三医联动"不断走向深入，促进降低医疗服务成本、改善医疗服务质量、提高医疗服务效率，为全民医保稳健运行和可持续发展提供保证。

### （一）整合城镇居民基本医疗保险制度与新型农村合作医疗制度的原因

2003 年与 2007 年，我国针对农村人口、城镇非就业人口分别建立了新型农村合作医疗、城镇居民基本医疗保险制度。制度建立以来，覆盖范围不断扩大，保障水平稳步提高，制度运行持续平稳，对于健全全民基本医保体系、满足群众基本医疗保障需求、提高人民群众健康水平发挥了重要作用。

近年来，随着经济社会快速发展，两项制度城乡分割的负面作用开始显现，存在着重复参保、重复投入、待遇不够等问题。在总结城镇居民医保和新农合运行情况以及地方探索实践经验的基础上，党中央、国务院明确提出整合城镇居民医保和新农合两项制度，建立统一的城乡居民基本医疗保险制度。

### （二）各地探索整合城乡居民医保制度工作

目前，部分省、市、县实现了城乡居民医保制度的整合。各地一般按照"先归口、后整合"的路径理顺行政管理体制，按照"筹资就低不就高、待遇就高不就低、目录就宽不就窄"的原则统一政策，采取"一制多档、筹资与待遇相衔接"的方式逐步过渡，建立起统一城乡的居民基本医疗保险制度。整合经办管理资源，实行一体化经办服务。通过完善医保信息管理系统，提升信息化管理水平。妥善处理特殊问题，做好制度衔接和实现平稳过渡。

总体来看，地方的探索为全国范围内整合城乡居民医保制度提供了有益借鉴。部分地区的整合取得了初步成效，扩大了基金的抗风险能力，一定程度上避免了重复参保、重复补贴、重复建设。但由于缺乏顶层设计和系统推动，医保制度与医疗服务体系协同发展有待进一步加强，医保制度的筹资公平性有待进一步改进。

### （三）全面推进城乡居民医保制度整合的重大意义

整合城镇居民医保和新农合两项制度，建立统一的城乡居民医保制度，是推进医药卫生体制改革、实现城乡居民公平享有基本医疗保险权益、促进社会公平正义、增进人民福祉的重大举措，对城乡经济社会协调发展、全面建成小康社会具有重要意义。建立城乡居民医保制度，有利于推动保障更加公平、管理服务更加规范、医疗资源利用更加有效，促进全民医保体系持续健康发展。

**（四）全面推进整合城乡居民医保制度的顶层设计**

总体思路：从政策入手，先易后难、循序渐进，"统一制度、整合政策、均衡水平、完善机制、提升服务"。突出整合制度政策，实行"六统一"；突出理顺管理体制，整合经办机构，提供城乡一体化经办服务；突出提升服务效能，实现逐步过渡和平稳并轨，建立城乡统一的居民基本医疗保险制度。

基本原则：一是统筹规划，协调发展。把城乡居民医保制度整合纳入全民医保体系发展和深化医改全局，突出"医保、医疗、医药"三医联动，加强制度衔接。二是立足基本，保障公平。立足经济社会发展水平、城乡居民负担和基金承受能力，充分考虑并逐步缩小城乡差距、地区差异，保障城乡居民公平享有基本医保待遇。三是因地制宜，有序推进。加强整合前后的衔接，确保工作顺畅接续、有序过渡，确保群众基本医保待遇不受影响，确保基金安全和制度运行平稳。四是创新机制，提升效能。坚持管办分开，完善管理运行机制，深入推进支付方式改革。充分发挥市场机制作用，调动社会力量参与基本医保经办服务。

**（五）在整合城乡居民医保制度过程中实行"六统一"**

从政策入手整合城乡居民医保制度，重点是要整合其筹资和待遇保障政策。在研究比对原有两项制度差异并总结各地实践经验的基础上，提出了"六统一"的政策整合要求。

一要统一覆盖范围。城乡居民医保覆盖除城镇就业人口以外的其他城乡居民。允许参加职工医保有困难的农民工和灵活就业人员选择参加城乡居民医保。

二要统一筹资政策。坚持多渠道筹资，合理确定城乡统一的筹资标准，完善筹资动态调整机制，改善筹资分担结构。城镇居民医保和新农合个人缴费标准差距较大地区可采取差别缴费的办法逐步过渡。逐步建立个人缴费标准与城乡居民人均可支配收入相衔接的机制。

三要统一保障待遇。逐步统一保障范围和支付标准，政策范围内住院费用支付比例保持在75%左右，逐步提高门诊保障水平。妥善处理整合前后特殊保障政策的衔接，逐步缩小政策范围内支付比例与实际支付比例间的差距。

四要统一医保目录。各省根据国家有关规定，遵循临床必需、安全有效、价格合理、技术适宜、基金可承受的原则，在现有城镇居民医保和新农合目录的基础上，适当考虑参保人员需求变化，制定统一的医保药品和医疗服务项目目录。

五要统一定点管理。统一定点机构管理办法，强化定点服务协议管理，健全考评机制，实行动态准入退出。对社会办医采取一视同仁的政策。

六要统一基金管理。执行统一的基金财务制度、会计制度和基金预决算管理制度，强化内控管理、外部监督制度，推进付费总额控制，健全基金运行风险预警机制，合理控制基金结余，防范基金风险，提高使用效率。

### （六）整合制度对城乡居民参保缴费和保障待遇的影响

通过整合城乡居民医保制度，实现制度政策"六统一"，整合经办管理资源，提升服务效能，城乡居民将获得更多实惠。一是制度更加公平。城乡居民医保制度整合后，城乡居民不再受城乡身份的限制，参加统一的城乡居民医保制度，按照统一的政策参保缴费和享受待遇，城乡居民能够更加公平地享有基本医疗保障权益。二是保障待遇更加均衡。按照立足基本、保障公平的原则，充分考虑并逐步缩小城乡差距、地区差异，统一保障待遇、医保目录和就医管理，同时适度提高保障待遇，城乡间、地区间居民医保待遇更加均衡。三是服务更加规范。通过统一定点管理、整合医保基金、整合经办资源、提高统筹层次等措施，参保居民可以享受到城乡一体化的经办服务。同时，制度整合后，实行一体化的经办服务管理，消除了城乡制度分设、管理分割、资源分散等障碍，城乡居民医保关系转移接续更加方便。值得注意的是，因制度整合工作是一项复杂的系统工程，各地在推进相关工作时，要采取有力措施确保制度顺畅衔接、平稳过渡，避免因个别特殊保障政策的调整而导致参保人员待遇的暂时性下降。

# 五　加快制度优化整合与体制机制创新

## （一）加快整合，推进"人人公平享有"的基本医疗保障制度建设

近年来，虽然很多地方都在积极探索不同医保制度间的衔接和统一，但医保制度的整合仍需要进一步大胆推进。

### 1. 按参保人群的就业状况分设医保制度

综观世界各国医保制度，从城乡统筹发展的角度来看，主要有两种模式：一是城乡统一模式，代表国家包括北欧福利国家和巴西、古巴、墨西哥等部分发展中国家，这些国家通过税收筹措医保基金，全体公民在医疗服务与保障方面享有平等权利；二是制度分立模式，主要以公民的就业状况为标准设计不同的医保制度，各制度筹资水平和给付水平存在差距，代表国家是日本和法国。虽然各国医保制度在发展过程中，大多是从覆盖城市就业人口开始并逐步扩展到农村的，但即使是实行制度分立模式的国家，其制度划分也主要是以就业状况为主，而非城乡户籍身份。

在城市化大趋势明显的情况下，我们要建立城乡一体的市场经济，推动城乡要素合理流动，就迫切需要打破城乡居民的身份限制，按参保人群的就业状况来分设医保制度，将城乡分割的三类基本医疗保障制度逐步整合成城乡融合的两类制度。职工医保主要覆盖全体就业人员，城乡居民医保主要覆盖非就业人员。同时，考虑农业生产的特殊性，可允许农业生产者自由选择参加职工医保或城乡居民医保。由于农业生产者、自由职业者、个体经营者收入普遍较低，参加职工医保时，应适当降低缴费比例，中央或地方财政也

需对覆盖这类人群的医保制度给予补助。

2. 整合城镇居民医保和新农合制度

居民医保和新农合的整合具有先天优势，可以在制度层面实现完全的统一。从保障模式来看，两类参保者都没有雇主缴费，都是政府资助下的互济性合作医疗保险。从保障对象来看，农民和城镇无业居民自身的经济状况和社会地位类似，总体上都属于中低收入阶层和困难群体，其所缴保费中部分来自于政府财政补贴。由于城镇居民医保待遇水平相对略高，初步的整合还有利于提高农村医疗保障的整体水平。随着城镇化的发展，目前城乡居民的差别日益模糊，将两类保险整合将有效解决"失地农民"和"辖区内城乡流动人口"医疗保障权利的转移和接续问题，也便于医保经办机构的统筹管理。

在整合路径的选择上，首先统一财政补助、统一管理服务，城乡居民自愿选择筹资方式，相应待遇水平有所差别。在制度统一上，保证基本制度框架一致，采取"一制多档"的形式，打破城乡户籍，允许居民根据家庭经济状况自主选择参保的档次，享受相应的保障待遇，实现制度的统一性与灵活性、公平性与可选择性的有机结合。在管理服务统一上，由于地区间医疗消费水平的差异，应允许各地探索不同的平衡衔接路径。在以农业生产为主和农业人口占比较大的地区，可以将城镇居民医保并入新农合；在城市化水平较高，城乡差距较小的地区，可以将新农合并入城镇居民医保。在待遇水平统一上，逐步优化筹资结构，实现公平筹资，缩小城乡居民医保待遇水平。此外，应尽快在国家层面出台医保城乡统筹和一体化管理的指导意见，明确统筹的基本原则、主要内容、管理主体、实施步骤和时限要求。

3. 健全大病保障机制

疾病风险缺乏可预测性往往导致个人保障能力的缺失，政府有责任建立健全疾病保障机制，无论是对于常见疾病还是重特大疾病，都是社会医疗保险与一般医疗保险的最大区别，社会医疗保险的建立并不能简单地套用"大数定律"，只保大病。此外，由于我国商业医疗保险发展仍处于起步阶段，覆盖范围和保障能力都非常有限，大病保险还不能完全交给商业保险公司。而与此同时，人民群众疾病保障的需求越来越迫切，尤其是对于重特大疾病，因此，在确定基本医疗保障制度"保基本"、大病主要由商业保险来保障的基础上，政府要因势利导，通过健全大病保障机制，将超过基本医疗需求之上的保障基金集中购买商业补充保险，最终发展为由个人自主选择商业保险机构来购买大病保险。现阶段，要不断完善城乡居民大病保险和新农合大病保障制度，将结余较高的城镇职工医保也纳入城乡居民大病保险的范畴，这样不仅可以使大病保险具有可持续的缴费筹资机制，还可以平衡不同企业在商业补充保险上的巨大差距，有利于提高中小企业职工的医疗保障待遇。

4. 实现基本医疗保险与医疗救助、补充医保的有效对接

进一步将医疗救助整合在基本医疗保险框架之内，将医疗救助基金统一纳入医疗保险统筹基金，统一纳入医疗保险的偿付体系。主管医疗救助的民政部门主要负责困难人群的甄别和受益对象的确定，人社部门负责基金支出管理和医疗服务购买。在完善社会医疗保障制度的同时，相应提高非基本医疗服务领域的市场化程度，促进商业医疗保险的发展，满足多样化的不同层次的医保需求。

5. 实现"五个统一"

一是信息系统城乡统一。对原来的医保信息网络进行改造和升级，形成以市医保信息网络为中心，上接省医保信息系统、下连各县级地区医保信息网络、覆盖城乡医疗机构的城乡统一的医保信息系统。二是"两定"机构管理城乡统一。将原职工基本医保、城镇居民基本医保和新农合定点医疗机构、定点零售药店，按照城乡统筹的要求进行整合，形成市内统一的、适合于职工医保、城乡医保的定点医疗机构，并制定统一的管理办法。三是经办机构管理城乡统一。即由人社部门所属的医疗保险经办机构统一承担经办管理服务。四是"三个目录"城乡统一。将原来的基本医疗和新农合两种制度下的药品目录、诊疗项目目录和服务设施范围统一整合，实现全市统一的城乡居民医疗保险目录标准库。五是经办流程城乡统一。城乡居民参保登记和缴费均在乡镇或社区，由乡镇或社区医保经办人员统一完成信息录入、医保卡制作、参保缴费等环节后，居

民便可享受医保待遇。以后只需每年按规定缴费即可连续享受医保待遇。手持医保卡，可在社区、乡镇定点医疗机构就医，缴费到银行营业网点办理，统一城乡居民参保缴费流程，经办服务的便捷性大大提升。

### （二）优化设计，全面推进基本医疗保险制度完善

我国覆盖全民的基本医疗保险制度设计也需要不断优化，以增强制度的公平性、可持续性，提高制度运行效率。

#### 1. 优化城镇职工医保个人账户

关于城镇职工医保个人账户的存废问题，学术界一直存在争议，《社会保险法》也未提及医疗保险的"个人账户"。从本质上来说，医疗保险所保的疾病的治疗是需要即时支出的项目，与养老保险积累到退休年龄才能提取的性质明显不同，且大大增加了管理成本。但与此同时，我们也应该看到，与社会保险其他项目相比，由于人们对疾病风险的可预见性差，国家有责任提供一种增加个人疾病风险保障力量的机制。

总体上来看，社会保险制度有三个调节机制：一是个人生命周期的调节；二是不同人群间的调节；三是代际间的调节。我国城镇职工医保制度实行统账结合的模式，其社会统筹部分是现收现付制，体现的是代际间的调节和不同人群间的调节，个人账户体现的是个人生命周期的调节。然而，由于城镇职工是在职劳动者，从社会发展的总体情况来看，在职劳动者是创造社会物质财富的主力军，而城镇职工医保制度规定的个人账户部分只体现了在职职工个人生命周期的再分配调节，没有体现对其供养人口的互助互济，且个人账户基金不能挪用，城镇居民医保即使是按家庭来缴费也无法从城镇职工个人账户积累额中支取。

在医改实践中，有一些地方积极探索用城镇职工医保个人账户结余额来资助家庭成员缴费参加城乡居民医保。个人账户用于支付参保职工及其直系亲属的医疗费用，符合传统文化观念。例如，镇江市为解决城镇职工医保个人账户结余问题，将个人账户分设为一级账户和二级账户，上年账户余额超过 3000 元以上的部

分转入二级账户，二级账户资金既可用于起付线以上个人支付的抵冲，也可用于家庭成员缴纳居民医保的个人筹资等。吉林省也鼓励参加职工医保人员，可用个人账户余额资助其家庭成员参加居民医保。

对城镇职工医保制度的改革完善不能仅从管理成本减少的角度来考虑，作为一种社会共同的、国家强制的保障机制，可以借鉴镇江市和吉林省的经验，避免很多地方放任个人账户余额由职工自行取出的办法，体现国家从制度上对全民医疗风险给予强制保障的责任，发挥医保不同群体间的统筹，这不仅有利于将个人账户沉淀资金释放出来，还初步建立了城镇职工医保与城乡居民医保整合机制，为两者的衔接奠定了基础。

2. 完善基本医保的筹资机制和待遇调整机制

筹资机制是社会保险制度的核心机制。在城镇职工医保上，需要进一步做实缴费基数，缩小缴费基数与职工实际收入间的差距。城乡居民医保可考虑以家庭人均收入为缴费基数，允许职工医保个人账户余额资助其家庭成员参加居民医保，并逐步加强制度的强制性。同时，还应增加政府的投入，研究政府补助和个人缴费各占多大比例比较合适。根据保障标准的确定，形成不同层级政府间制度化的责任分担机制，能有效确保各级财政补助资金足额拨付到位。

3. 确定合理的医保统筹层次

医保统筹层次确定的原则有：一是遵循"大数定律"，合理地厘定保险费率，有效地控制基金风险，实现制度的可持续发展。二是与医疗资源配置格局相匹配。医保统筹层次影响医保费用报销的便捷性，在一定程度上具有引导人们使用医疗资源行为的功能，因此，医保统筹层次的高低要与我国医改过程中对医药卫生资源的配置格局及变动趋势相匹配。三是与就医模式相适应。医保制度完善应适应就医模式转变，"社区首诊、医院转诊"的新型就医模式的推广将对医保支付范围和服务管理水平提出要求。

由于我国幅员辽阔，不同地区的人口结构、疾病病谱、就医习惯差异较大，且现有医疗资源分布不均衡，各项医保制度缺乏有效衔接和整合。在这种情况下，过高的统筹层次将进一步强化部分居民对优质医疗资源的盲目追求，加剧医疗资源分布的区域和城乡差距。即使是经济发展水平较高的日本，在国民健康保险体系上也并未实现全国统筹，而是按不同地区进行基本统筹，并分类进行财政补贴。从就医范围来看，大多数城乡居民的医疗服务都是通过在居住地一定范围内解决的，只有在当地医疗资源医治不好的情况下，才产生异地流动就医。例如，对河北易县的调研表明：城乡居民中在县外就医报销的人数占住院报销人数的比重不到10%，但由于外地就医医疗费用较高，外地就医人员报销金额占总住院报销金额的30%左右。陕西省神木县城乡居民中在县外就医报销人数只占总住院报销人数的7.68%。综上考虑，本书认为可以优先实现在地市级统筹。地市级医保统筹将进一步促进地市级优质医疗资源的培育，不仅有利于医疗资源效率的提高，而且也能够满足人们对相对优质医疗服务的需求。此外，地市级范围内经济发展差距相对不同区域间要小，医保服务费用差距也不大。

就目前我国医疗保险制度的统筹层次来看，职工医保和居民医保大多实现了市级统筹，但仍有部分地区还处于区级统筹；而新农合大多为区、县级统筹，统筹层次低，且各个医疗保险制度之间分割，参保人员有限，不利于地市、人群间的互助共济。

**（三）创新机制，发挥医保基金引导医药资源配置的基础性作用**

全民医保制度的建立，意味着医保支付将成为医药收入的主要的基本来源，医保可能成为医药费用增长的最主要推动力，但同时又必须是医药费用增长的最有效控制力。因此，全民基本医保要在医改中对医药卫生运行机制发挥更加基础性的筹资作用和规范作用，并将引导医药卫生资源的合理配置。

1. 改革完善基本医保支付制度

医保支付制度改革的核心机制是要充分发挥医保"第三方购买"优势，推动建立医保经办机构与医疗机构、药品供应商的谈判机制和购买服务的付费机制。突破口是改革医保支付方式，积极推行按病种付费、按人头付费、总额预付等，增强医保对医疗行为的激励约束作用。同时，还应进一步向基层倾斜，促进分级诊疗制度形成。支付方式改革对控制医药费用、规范医疗行为、推进综合改革等具有重要意义。然而，医保支付方式改革本质上应是技术问题，支付方式的改革目的是要使医保部门由"三缺位"到"三参与"：一是代表庞大参保人群，有权问鼎药品的招标采购，由招标主体的"缺位"到参与集中采购；二是组织强大的医疗、药学专家团队，由医药行为监管主体的"缺位"，到对大处方、不合理用药、过度检查治疗等的强化监督，推动医疗服务的有效供给；三是站在"需方"和"团购者"立场上，从维护患者利益出发，审视临床路径，由制定规则的"缺位"，到积极"参与"，发挥有限医保资源的保障绩效。

2. 建立以医保基金为主导的医药资源配置机制

新医改以来，我国新增医疗卫生投入兼顾了供需双方利益，并向需方有所倾斜，由此，医药卫生资源的配置就受到政府投入和医保基金支出的双重影响。据统计，我国2万亿元的医疗卫生总费用中，有1万亿元左右的保障性支出，这包括医疗保障支出及保障人群的个人支出，其中医疗保险基金支出占比为70%左右。随着全民医保制度的不断健全，医保经办机构与医疗机构、药品供应商的谈判机制和购买服务的付费机制不断完善，医保必然通过在医改中发挥基础性作用，并逐步形成以医保基金为主导的医药资源配置机制，否则医保将受制于医疗供方市场，无法有效制约医疗费用的上涨，从而损失保障绩效。

3. 推动医疗服务供求双方的双重"管办分离"

一是推动医疗服务供给方——医院或基层医疗机构与其管理部门的"管办分离"。现阶段，一方面，要推动公立医院改革，增强对医疗卫生体制的宏观管理。政府作为医疗卫生行业的监管人，其主要精力不是经营部门资产，而是全社会的行业管理。需要对于所有医疗服务供给者，包括公立和私立，发挥一视同仁的公正和有效的监督职能。另一方面，推动公共医疗卫生服务政府购买制度建设。在基层医疗卫生服务中也可以用政府购买服务的机制来解决，没必要让政府将基层医疗卫生提供全包起来。二是推动医疗服务需求方——医保机构与其管理部门的"管办分离"。探索将医疗保险经办服务委托具有资质的商业保险机构经办。改变以往医保机构单纯地强调费用控制的形式，通过对医保和医疗服务的统筹管理，强调医疗服务质量的提高。

### （四）推进基本医疗保障管理体制一体化，建立高效运行的医疗保险与医疗服务体系

医疗保险制度由于涉及政府行政部门、经办机构、医院、药店、个人等不同主体的参与及其相互关系，所以非常复杂。目前我国的医疗保险制度改革取得了重大成就，基本实现了全民覆盖，编织成了世界上最大的医疗保障网络。医疗保险制度的完善为减轻国民医疗负担、保障国民健康发挥了积极作用。但是，目前我国针对不同人群设立的城镇职工基本医疗保险、城镇居民基本医疗保险和新型农村合作医疗三项制度，体现出明显的城乡分割、地区分割、人群分割、管理分割的特点。为解决医疗保险的这一问题，需要统筹推进城乡不同类型医疗保险制度的统筹发展。为整合医疗保险资源、提升医疗保险制度的公平与效率，可以尝试以家庭为参保单位推进医疗保险制度的整合与统筹发展。以家庭为参保单位可以在一定程度上解决医疗保险资源的分散与封闭问题。以家庭为参保单位需要有科学的制度设计，需要解决一些具体的操作性问题，比如筹资机制的具体设计、家庭成员医疗保险账户的共享问题、家庭成员在不同地区分散居住的医疗保险问题、医疗保险资源利用的监管问题。

推进医疗保险制度的整合与统筹发展，还需要解决以下几个方面的问题：

一是医疗保险与医疗服务的衔接问题。目前医疗保险制度的分割与碎片化，从表面上来看，其中一个重要的原因是医疗保险管理体制的分散。但是，从实质来看，涉及医疗保险（基金）与医疗服务之间的关系问题。与其他社会保险项目不同的是，医疗保险制度的最终体现是参保人医疗服务需求的满足问题。医疗保险基金是医疗保险发挥功能的基础，但不是全部，因为医疗保险基金是协调医疗服务供给与需求关系的经济机制，其保障功能最终需要通过医疗

服务体系来实现。必须在国家确定的基本社会服务体系框架下，使其与医疗服务制度有效衔接起来。目前医疗保险领域诸多问题的内生性原因是没有有效处理好医疗保险与医疗服务的关系。因此，在未来推进医疗保险统筹发展的过程中，需要努力处理好这一关系，使之有效衔接，并以此为动力和线索来改革医疗保险领域的其他方面。

二是不同医疗保险制度的整合与衔接问题。当务之急应该尽快推进新型农村合作医疗制度与城镇居民基本医疗保险制度的整合，实现城乡居民医疗保险制度的统筹发展。城乡居民医疗保险制度的统筹发展，需要统筹考虑城乡居民医疗保险的筹资（缴费）问题与补偿机制，还需要努力解决医疗服务资源的城乡统筹问题。在实现城乡居民医疗保险统筹和管理体制改革后，下一步是逐步实行以家庭为参保单位的制度衔接，最终实现居民医疗保险与职工医疗保险的整合，进而实现整个医疗保险体系的统筹发展。

三是发挥政府财政的兜底作用，逐步实现医疗保障筹资机制与待遇补偿机制的衔接问题。要考虑不同身份人群的特点、能力和需求，建立统一性与灵活性相结合的筹资机制，缩小不同人群之间的待遇补偿差距，真正做到同等医疗服务享受同等待遇补偿，而不因为身份不同而导致过大的差距。在平衡筹资能力与医疗服务需求的过程中，需要建立和完善合理的政府投入机制。应该基于责任共担的原则加强医疗保险资金筹集，同时需要考虑不同主体筹资能力的差异，建立差异化、灵活的筹资机制。对于城乡贫困人口、学生、残疾人等人群，以及中西部地区的城乡居民，应该进一步增加中央财政的缴费补贴，支持困难群体加入医疗保险制度。在一定的区间范围内，筹资水平可以保持适度的差异。建立与筹资机制相衔接、差异化的待遇补偿机制，待遇补偿水平应该适度体现缴费贡献，同时，相同医疗服务需求的待遇补偿又不能有太大差距。

四是基本医疗与非基本医疗的衔接问题。在医疗保险制度的完善过程中，应该区分基本医疗与非基本医疗。在医疗保险中，基本医疗服务与非基本医疗服务需求的满足机制是不同的。基本医疗保险应该始终坚持"保基本"的原则，满足参保对象的基本医疗服务需求，并且更加强调政府在基本医疗保险中的责任与投入。医疗保险制度统筹发展的重点是基本医疗，而非基本医疗则需要根据不同人群的需求，通过其他医疗保险层次来实现。①

① 王延中：《社会保障城乡统筹发展四论》，《行政管理改革》2014 年第 8 期。

# 附录 1

# 国务院关于整合城乡居民基本
# 医疗保险制度的意见

## （国发〔2016〕3号）

各省、自治区、直辖市人民政府，国务院各部委、各直属机构：

整合城镇居民基本医疗保险和新型农村合作医疗两项制度，建立统一的城乡居民基本医疗保险制度，是推进医药卫生体制改革、实现城乡居民公平享有基本医疗保险权益、促进社会公平正义、增进人民福祉的重大举措，对促进城乡经济社会协调发展、全面建成小康社会具有重要意义。在总结城镇居民医保和新农合运行情况以及地方探索实践经验的基础上，现就整合建立城乡居民医保制度提出如下意见。

### 一、总体要求与基本原则

（一）总体要求

以邓小平理论、"三个代表"重要思想、科学发展观为指导，认真贯彻党的十八大，十八届二中、三中、四中、五中全会和习近平总书记系列重要讲话精神，落实党中央、国务院关于深化医药卫生体制改革的要求，按照全覆盖、保基本、多层次、可持续的方针，加强统筹协调与顶层设计，遵循先易后难、循序渐进的原则，从完善政策入手，推进城镇居民医保和新农合制度整合，逐步在全国范围内建立起统一的城乡居民医保制度，推动保障更加公平、管理服务更加规范、医疗资源利用更加有效，促进全民医保体系持续健康发展。

（二）基本原则

1. 统筹规划、协调发展。要把城乡居民医保制度整合纳入全民医保体系发展和深化医改全局，统筹安排，合理规划，突出医保、医疗、医药三医联动，加强基本医保、大病保险、医疗救助、疾病应急救助、商业健康保险等的衔接，强化制度的系统性、整体性、协同性。

2. 立足基本、保障公平。要准确定位，科学设计，立足经济社会发展水平、城乡居民负担和基金承受能力，充分考虑并逐步缩小城乡差距、地区差异，保障城乡居民公平享有基本医保待遇，实现城乡居民医保制度可持续发展。

3. 因地制宜、有序推进。要结合实际，全面分析研判，周密制订实施方案，加强整合前后的衔接，确保工作顺畅接续、有序过渡，确保群众基本医保待遇不受影响，确保医保基金安全和制度运行平稳。

4. 创新机制、提升效能。要坚持管办分开，落实政府责任，完善管理运行机制，深入推进支付方式改革，提升医保资金使用效率和经办管理服务效能。充分发挥市场机制作用，调动社会力量参与基本医保经办服务。

## 二、整合基本制度政策

（一）统一覆盖范围

城乡居民医保制度覆盖范围包括现有城镇居民医保和新农合所有应参保（合）人员，即覆盖除职工基本医疗保险应参保人员以外的其他所有城乡居民。农民工和灵活就业人员依法参加职工基本医疗保险，有困难的可按照当地规定参加城乡居民医保。各地要完善参保方式，促进应保尽保，避免重复参保。

（二）统一筹资政策

坚持多渠道筹资，继续实行个人缴费与政府补助相结合为主的筹资方式，鼓励集体、单位或其他社会经济组织给予扶持或资助。各地要统筹考虑城乡居民医保与大病保险保障需求，按照基金收支平衡的原则，合理确定城乡统一的筹资标准。现有城镇居民医保和新农合个人缴费标准差距较大的地区，可采取差别缴费的办法，利用2—3年时间逐步过渡。整合后的实际人均筹资和个人缴费不得低于现有水平。

完善筹资动态调整机制。在精算平衡的基础上，逐步建立与经济社会发展水平、各方承受能力相适应的稳定筹资机制。逐步建立个人缴费标准与城乡居民人均可支配收入相衔接的机制。合理划分政府与个人的筹资责任，在提高政府补助标准的同时，适当提高个人缴费比重。

（三）统一保障待遇

遵循保障适度、收支平衡的原则，均衡城乡保障待遇，逐步统一保障范围和支付标准，为参保人员提供公平的基本医疗保障。妥善处理整合前的特殊保障政策，做好过渡与衔接。

城乡居民医保基金主要用于支付参保人员发生的住院和门诊医药费用。稳定住院保障水平，政策范围内住院费用支付比例保持在75%左右。进一步完善门诊统筹，逐步提高门诊保障水平。逐步缩小政策范围内支付比例与实际支付比例之间的差距。

（四）统一医保目录

统一城乡居民医保药品目录和医疗服务项目目录，明确药品和医疗服务支付范围。各省（区、市）要按照国家基本医保用药管理和基本药物制度有关规定，遵循临床必需、安全有效、价格合理、技术适宜、基金可承受的原则，在现有城镇居民医保和新农合目录的基础上，适当考虑参保人员需求变化进行调整，有增有减、有控有扩，做到种类基本齐全、结构总体合理。完善医保目录管理办法，实行分级管理、动态调整。

（五）统一定点管理

统一城乡居民医保定点机构管理办法，强化定点服务协议管理，建立健全考核评价机制和动态的准入退出机制。对非公立医疗机构与公立医疗机构实行同等的定点管理政策。原则上由统筹地区管理机构负责定点机构的准入、退出和监管，省级管理机构负责制定定点机构的准入原则和管理办法，并重点加强对统筹区域外的省、市级定点医疗机构的指导与监督。

（六）统一基金管理

城乡居民医保执行国家统一的基金财务制度、会计制度和基金预决算管理制度。城乡居民医保基金纳入财政专户，实行"收支两条线"管理。基金独立核算、专户管理，任何单位和个人不得挤占挪用。

结合基金预算管理，全面推进付费总额控制。基金使用遵循以收定支、收支平衡、略有结余的原则，确保应支付费用及时足额拨付，合理控制基金当年结余率和累计结余率。建立健全基金运行风险预警机制，防范基金风险，提高使用效率。

强化基金内部审计和外部监督，坚持基金收支运行情况信息公开和参保人员就医结算信息公示制度，加强社会监督、民主监督和舆论监督。

### 三、理顺管理体制

（一）整合经办机构

鼓励有条件的地区理顺医保管理体制，统一基本医保行政管理职能。充分利用现有城镇居民医保、新农合经办资源，整合城乡居民医保经办机构、人员和信息系统，规范经办流程，提供一体化的经办服务。完善经办机构内外部监督制约机制，加强培训和绩效考核。

（二）创新经办管理

完善管理运行机制，改进服务手段和管理办法，优化经办流程，提高管理效率和服务水平。鼓励有条件的地区创新经办服务模式，推进管办分开，引入竞争机制，在确保基金安全和有效监管的前提下，以政府购买服务的方式委托具有资质的商业保险机构等社会力量参与基本医保的经办服务，激发经办活力。

### 四、提升服务效能

（一）提高统筹层次

城乡居民医保制度原则上实行市（地）级统筹，各地要围绕统一待遇政策、基金管理、信息系统和就医结算等重点，稳步推进市（地）级统筹。做好医保关系转移接续和异地就医结算服务。根据统筹地区内各县（市、区）的经济发展和医疗服务水平，加强基金的分级管理，充分调动县级政府、经办管理机构基金管理的积极性和主动性。鼓励有条件的地区实行省级统筹。

（二）完善信息系统

整合现有信息系统，支撑城乡居民医保制度运行和功能拓展。推动城乡居民医保信息系统与定点机构信息系统、医疗救助信息系统的业务协同和信息共享，做好城乡居民医保信息系统与参与经办服务的商业保险机构信息系统必要的信息交换和数据共享。强化信息安全和患者信息隐私保护。

（三）完善支付方式

系统推进按人头付费、按病种付费、按床日付费、总额预付等多种付费方式相结合的复合支付方式改革，建立健全医保经办机构与医疗机构及药品供应商的谈判协商机制和风险分担机制，推动形成合理的医保支付标准，引导定点医疗机构规范服务行为，控制医疗费用不合理增长。

通过支持参保居民与基层医疗机构及全科医师开展签约服务、制定差别化的支付政策等措施，推进分级诊疗制度建设，逐步形成基层首诊、双向转诊、急慢分治、上下联动的就医新秩序。

（四）加强医疗服务监管

完善城乡居民医保服务监管办法，充分运用协议管理，强化对医疗服务的监控作用。各级医保经办机构要利用信息化手段，推进医保智能审核和实时监控，促进合理诊疗、合理用药。卫生计生行政部门要加强医疗服务监管，规范医疗服务行为。

**五、精心组织实施，确保整合工作平稳推进**

（一）加强组织领导

整合城乡居民医保制度是深化医改的一项重要任务，关系城乡居民切身利益，涉及面广、政策性强。各地有关部门要按照全面深化改革的战略布局要求，充分认识这项工作的重要意义，加强领导，精心组织，确保整合工作平稳有序推进。各省级医改领导小组要加强统筹协调，及时研究解决整合过程中的问题。

（二）明确工作进度和责任分工

各省（区、市）要于 2016 年 6 月底前对整合城乡居民医保工作作出规划和部署，明确时间表、路线图，健全工作推进和考核评价机制，严格落实责任制，确保各项政策措施落实到位。各统筹地区要于 2016 年 12 月底前出台具体实施方案。综合医改试点省要将整合城乡居民医保作为重点改革内容，加强与医改其他工作的统筹协调，加快推进。

各地人力资源社会保障、卫生计生部门要完善相关政策措施，加强城乡居民医保制度整合前后的衔接；财政部门要完善基金财务会计制度，会同相关部门做好基金监管工作；保险监管部门要加强对参与经办服务的商业保险机构的从业资格审查、服务质量和市场行为监管；发展改革部门要将城乡居民医保制度整合纳入国民经济和社会发展规划；编制管理部门要在经办资源和管理体制整合工作中发挥职能作用；医改办要协调相关部门做好跟踪评价、经验总结和推广工作。

（三）做好宣传工作

要加强正面宣传和舆论引导，及时准确解读政策，宣传各地经验亮点，妥善回应公众关切，合理引导社会预期，努力营造城乡居民医保制度整合的良好氛围。

国务院

2016 年 1 月 3 日

# 附录 2

## 人力资源和社会保障部关于
## 做好贯彻落实《国务院关于整合城乡
## 居民基本医疗保险制度的意见》
## 有关工作的通知
### （人社部发〔2016〕6号）

各省、自治区、直辖市及新疆生产建设兵团人力资源社会保障厅（局）：

为贯彻落实《国务院关于整合城乡居民基本医疗保险制度的意见》（国发〔2016〕3号，以下简称《意见》）精神，做好整合城乡居民基本医疗保险制度工作，现就有关事项通知如下：

**一、充分认识推进城乡居民医保制度整合的重要意义**

（一）整合城乡居民基本医疗保险制度，对促进城乡经济社会协调发展、全面建成小康社会具有重要意义。各地要把思想认识统一到中央决策和《意见》精神上来，充分认识整合城乡居民医保制度的重大意义，着眼于健全全民医保体系、建立更加公平更可持续的社会保障制度和推进深化医药卫生体制改革全局，统筹谋划、精心组织、扎实推进。

（二）整合城乡居民基本医疗保险制度，有利于解决城乡医保制度分割产生的待遇不均衡、政策不协调、管理效率低、基金共济能力弱等突出问题；有利于实现协调、共享发展，增进人民福祉，使城乡居民更加公平享有基本医疗保障权益；有利于增强医保对医疗卫生服务的激励和制约作用，提升基金保障效能，更好发挥医保对医改的基础性作用；有利于统筹运用和发挥社会保障制度和政策，在医保脱贫方面综合施策，为消除因病致贫、因病返贫提供制度保障。

### 二、明确目标任务，做好统筹规划

（三）要按照建立统一的城乡基本医疗保险制度的要求，明确从政策入手，推进制度整合的任务。医保制度整合要努力实现保障更加公平、管理服务更加规范、医疗资源利用更加有效、全民医保体系持续健康发展的目标。同时，要立足当前，着眼长远，做好与职工基本医保和其他医疗保障制度、政策的衔接协调，为今后统一全民医疗保障制度体系奠定基础。

（四）各地要按照《意见》明确的总体要求和基本原则，在认真总结和借鉴先行整合地区的成功经验和做法的基础上，及时科学制定总体规划和实施方案。要将整合城乡居民医保制度作为建立统筹城乡更加公平更可持续的社会保障制度的重要内容，列入当地"十三五"人力资源社会保障事业发展规划。要在做好调查摸底、比对分析、研究论证和总结借鉴先行地区探索经验基础上，制定整合制度和推进工作的总体方案，明确任务分工、时间表和路线图。尚未整合的省（区、市）要确保在2016年6月底前完成总体规划和工作方案，统筹地区确保在2016年底前出台具体实施方案，并同步做好参保登记、预算安排、费用征缴等实施准备工作，力争2017年启动实施。已经实施城乡居民医保统筹的地区，也要按照《意见》精神，进一步完善政策和管理措施。

### 三、准确把握政策要点，因地制宜制定整合方案

（五）要严格按照"六统一"要求，制定城乡居民基本医疗保险基本政策和管理办法。要立足于基本保障、促进公平的原则，合理确定筹资水平、保障标准、支付范围、就医平台，既能使城乡居民享受到改革的成果，又能够实现基金平衡、制度可持续发展。整合现行城乡居民基本医保制度，既要实现制度统一，又要针对存在的问题进行制度政策和管理机制的完善和探索。同时要注意妥善处

理改革中遇到的特殊问题，做好政策衔接。

（六）完善管理机制，有效发挥好医保基础性作用，推进医疗、医保、医药三医联动。要完善支付方式，在全面实行和完善医保付费总额控制的基础上推进按病种、按人头等复合付费方式，建立健全谈判协商机制和风险分担机制，促进供方主动控制医疗服务成本。要完善就医管理，引导参保人员合理利用医疗服务，促进分级医疗体系和双向转诊制度的建立。要加强医疗服务监控，全面推进实时审核和智能监控，促进医疗机构推进规范化诊疗，控制不合理医疗费用，严厉打击欺诈行为。

（七）要探索理顺管理体制，优先整合经办资源，着力提高管理服务效能。要注重总结借鉴先行整合地方的经验做法，统筹推进制度、管理和经办整合，制定规范的移交程序，做好有关机构职能、编制、人员、基金、信息、资产等移交。妥善处理好体制、制度并轨期间的问题，缩短整合时间，针对整合过程中可能出现的问题制定应急处置预案，确保管理和经办队伍思想不散、队伍不乱、工作不断，城乡居民参保缴费和就医报销不受影响。

（八）要严格基金管理，加强基金使用的审计和监督，落实工作责任，严肃工作纪律，确保基金安全完整。要按照有关规定加强对制度整合工作和基金安全的审计和监督。完善内部、外部控制制度，实施组织机构、业务运行、基金财务和信息系统控制，加强基金管理。定期向社会公布城乡居民基本医疗保险基金收支和待遇享受情况，主动接受社会监督。社会保险工作人员要严格遵守国家有关法律法规，遵守《社会保险工作人员纪律规定》，廉洁自律，做好本职工作。

（九）着力构建统一规范、便民快捷的全民医保管理经办服务体系。要按照全民医保管理的新要求，充分利用社会保险现有经办服务资源，优化管理服务流程，创新医保管理方式，促进各项医疗保障制度的衔接，方便群众参保登记、缴费、就医结算、享受各项社会保险待遇和保险关系跨地区转移衔接，提升管理服务效能。

（十）推动信息系统整合，加强业务协同，提供便捷服务。按照标准统一、资源共享、服务延伸的要求，结合省集中系统建设，基于持卡人员基础信息库实现人员基础信息统一管理，升级改造社会保险信息系统，实现与城乡居民养老保险的数据共享，有条件的地区实现与城乡居民养老保险系统、现有医保结算功能的整合，支持业务统一经办、数据统一管理。推动社会保障卡在城乡居民参保缴费、即时结算等工作中的广泛应用。建立统一的全民参保人员、药品、诊疗项目、服务设施范围目录数据库。通过业务专网实现信息系统与所有经办机构、定点医药机构对接，统筹推进各级劳动保障平台信息网络建设。推广"互联网+医保"益民服务。

**四、加强组织领导，确保平稳有序推进**

（十一）各地人力资源社会保障部门要认真按照《意见》要求和中央部署，在当地党委、政府的领导支持下，将整合工作列入全面深化改革的重点任务，切实履行职责，加强部门协调，勇于担当，主动作为，确保整合工作平稳有序进行，如期完成建立统一的城乡居民基本医疗保险制度的任务。各省要加强对统筹地区的分类指导，推动未开展制度整合的地区抓紧提出整合城乡居民医保工作的具体实施方案，鼓励有条件的地区整体突破，实现制度整合一步到位；指导已实现制度整合的地区进一步完善政策，提升管理服务效能。

（十二）要科学制定工作推进方案，做好整合工作的社会稳定风险评估，制定考核评估办法，从优化制度政策、提升管理服务水平、提高服务效能等方面对制度整合成效进行总结评估，对推进整合工作中出现的问题及时纠正调整。建立部省制度整合工作沟通协调机制，及时妥善处理整合工作中出现的问题，各地在推进整合的过程中遇到重要情况和重大问题要及时报告人力资源社会保障部。同时，建立工作调度和定期通报制度，加强督促检查，推动整合工作顺利开展。

（十三）要坚持正确的舆论导向，广泛开展政策宣传，发挥典型示范引导作用，妥善回应群众关切，合理引导社会舆论，积极化解可能出现的矛盾，努力营造城乡居民医保制度整合的良好氛围。

人力资源社会保障部
2016 年 1 月 13 日

# 参考文献

［1］蔡江南：《美英两国医改进展及对中国医改的启示》，《中国卫生政策研究》2011 年第 3 期。

［2］程志强、潘晨光：《城乡一体化蓝皮书：中国城乡统筹发展报告（2012）》，社会科学文献出版社 2012 年版。

［3］仇雨临、郝佳：《城乡医疗保障制度统筹发展的路径研究——基于东莞、太仓、成都和西安的实地调研》，《人口与经济》2011 年第 4 期。

［4］仇雨临、翟绍果：《城乡居民医疗保障体系的二元三维态势和统筹发展思路》，《河南社会科学》2009 年第 6 期。

［5］仇雨临、翟绍果：《城乡医疗保障制度统筹发展研究》，中国经济出版社 2012 年版。

［6］仇雨临、翟绍果：《改善城乡医疗保障体系三维分立的新思路》，《医院领导决策参考》2009 年第 11 期。

［7］仇雨临、翟绍果、郝佳：《城乡医疗保障的统筹发展研究：理论、实证与对策》，《中国软科学》2011 年第 4 期。

［8］褚福灵：《按规律办事亟需正确处理若干关系》，《中国医疗保险》2011 年第 1 期。

［9］党敏恺、吴忠：《国外医疗保障城乡衔接模式借鉴研究》，《内蒙古社会科学》2009 年第 6 期。

［10］党敏恺、吴忠、赵媛、韩琳：《构建城乡衔接的医疗保障制度研究述评》，《卫生经济研究》2009 年第 8 期。

［11］［德］H. 哈肯：《协同学：大自然构成的奥秘》，凌复华译，上海译文出版社 1995 年版。

［12］邓微、朱雄君：《实现湖南省城乡居民医疗保险统筹发展的若干思考》，《湖南社会科学》2011 年第 5 期。

［13］丁建定：《中国社会保障制度整合与体系完善纵论》，《学习与实践》2012 年第 8 期。

［14］董黎明：《我国城乡基本医疗保险一体化研究》，经济科学出版社 2011 年版。

［15］樊路宏、平其能：《统筹城乡医疗保障管理体制的探索——以苏州经验为例》，《学海》2012 年第 2 期。

［16］方鹏骞、张霄艳：《中国基本医疗保险制度：评价与展望》，华中科技大学出版社 2015 年版。

［17］顾海：《大病医保，太仓提供了什么经验?》，《社会观察》2012 年第 11 期。

［18］顾海、李佳佳：《城乡医疗保障制度的统筹模式分析——基于福利效应视角》，《南京农业大学学报》（社会科学版）2012 年第 12 期。

［19］顾昕：《通向全民医保的渐进主义之路——论三层次公立医疗保险体系的构建》，《东岳论丛》2008 年第 1 期。

［20］顾昕：《走向全民健康保险：论中国医疗保障制度的转型》，《中国行政管理》2012 年第 8 期。

［21］顾昕：《走向全民医保：中国新医改的战略与战术》，中国劳动社会保障出版社 2008 年版。

［22］关信平：《论我国社会保障制度一体化建设的意义及相关政策》，《东岳论丛》2011 年第 5 期。

［23］郭士征：《社会保障研究》，上海财经大学出版社 2005 年版。

［24］郝佳、仇雨临、梅丽萍：《太仓市统筹城乡医疗保障制度的主要措施与运行效果》，《中国卫生政策研究》2009 年第 12 期。

［25］贺林平、黄碧梅：《医保基金：如何既不沉睡也不浪费》，《人民日报》2010 年 8 月 26 日第 13 版。

［26］胡琳琳：《建立公平、可持续的全民医保——陕西省神木县"全民免费医疗"制度的实践和启示》，《行政管理改革》2010

年第 8 期。

　　［27］胡晓义：《实现四大转变巩固全民医保——"十二五"时期我国医疗保险主要形势和任务》，《中国医疗保险》2011 年第 4 期。

　　［28］贾洪波：《中国基本医疗保险制度改革关键问题研究》，北京大学出版社 2013 年版。

　　［29］金刚、柳清瑞：《中国建立覆盖城乡社会保障体系的基本条件分析——基于国际比较的经验》，《人口与发展》2010 年第 2 期。

　　［30］景天魁：《城乡统筹的社会保障：思路与对策》，《思想战线》2004 年第 1 期。

　　［31］寇宗来：《"以药养医"与"看病贵、看病难"》，《世界经济》2010 年第 1 期。

　　［32］李礼：《城乡医疗保险制度整合研究》，湖北人民出版社 2014 年版。

　　［33］李迎生：《社会保障与社会结构转型》，中国人民大学出版社 2001 年版。

　　［34］刘苓玲：《中国社会保障制度城乡衔接理论与政策研究》，经济科学出版社 2008 年版。

　　［35］刘继同：《统筹城乡卫生事业与发展全民医疗保险制度建设的核心理论政策议题》，《人文杂志》2007 年第 2 期。

　　［36］［美］艾维瓦·罗恩：《医疗保障政策创新》，王金龙译，中国劳动社会保障出版社 2004 年版。

　　［37］［美］保罗·A. 萨缪尔森、威廉·D. 诺德豪斯：《经济学》，萧琛译，中国发展出版社 1992 年版。

　　［38］［美］阿瑟·刘易斯：《二元经济论》，施炜等译，北京经济学院出版社 1989 年版。

　　［39］［美］约翰·罗尔斯：《正义论》，何怀宏等译，中国社会科学出版社 2001 年版。

　　［40］申曙光、侯小娟：《我国社会医疗保险制度的"碎片化"与制度整合目标》，《广东社会科学》2012 年第 3 期。

［41］唐钧：《后全覆盖时期的医疗保障》，《中国社会保障》
2012 年第 6 期。

［42］汪行福：《分配正义与社会保障》，上海财经大学出版社
2003 年版。

［43］王保真：《"十二五"规划与医疗保障制度的完善发展》，
《就业与保障》2011 年第 10 期。

［44］王东进：《回顾与前瞻：中国医疗保险制度改革》，中国
社会科学出版社 2008 年版。

［45］王延中：《深化医疗保障与卫生服务管理体制改革的思
考》，《黑龙江社会科学》2011 年第 5 期。

［46］习孝华、谭湘渝：《我国医疗保障体系的构建时序和制度
整合》，《经济经纬》2010 年第 3 期。

［47］杨燕绥：《依法建设医疗保险公共服务体系》，《中国医
疗保险》2011 年第 11 期。

［48］［印度］阿玛蒂亚·森：《以自由看待发展》，任赜、于真
译，中国人民大学出版社 2009 年版。

［49］［英］安东尼·吉登斯：《第三条道路——社会民主主义
的复兴》，郑戈等译，生活·读书·新知三联书店 2000 年版。

［50］［英］哈耶克：《通往奴役之路》，王明毅等译，中国社
会科学出版社 1997 年版。

［51］［英］莫西洛斯：《医疗保障筹资：欧洲的选择》，张晓、
曹乾译，中国劳动社会保障出版社 2009 年版。

［52］郑功成：《中国社会保障改革与发展战略——理念、目标
与行动方案》，人民出版社 2008 年版。

［53］郑功成：《中国社会保障改革与发展战略（医疗保障
卷）》，人民出版社 2011 年版。

［54］郑功成：《中国社会保障改革与未来发展》，《中国人民
大学学报》2010 年第 5 期。